JN050545

大人のトラウマを診るということ

こころの病の背景にある傷みに気づく

編集　青木省三　慈圭会精神医学研究所/慈圭病院
　　　村上伸治　川崎医科大学精神科学教室
　　　鷲田健二　慈圭病院

医学書院

大人のトラウマを診るということ
―こころの病の背景にある傷みに気づく

発　行　2021年2月1日　第1版第1刷ⓒ
　　　　2022年2月1日　第1版第3刷

編　集　青木省三・村上伸治・鷲田健二

発行者　株式会社　医学書院
　　　　代表取締役　金原　俊
　　　　〒113-8719　東京都文京区本郷 1-28-23
　　　　電話　03-3817-5600(社内案内)

印刷・製本　三報社印刷

本書の複製権・翻訳権・上映権・譲渡権・貸与権・公衆送信権(送信可能化権
を含む)は株式会社医学書院が保有します.

ISBN978-4-260-04577-3

本書を無断で複製する行為(複写,スキャン,デジタルデータ化など)は,「私
的使用のための複製」など著作権法上の限られた例外を除き禁じられています.
大学,病院,診療所,企業などにおいて,業務上使用する目的(診療,研究活
動を含む)で上記の行為を行うことは,その使用範囲が内部的であっても,私的
使用には該当せず,違法です.また私的使用に該当する場合であっても,代行
業者等の第三者に依頼して上記の行為を行うことは違法となります.

JCOPY 〈出版者著作権管理機構　委託出版物〉
本書の無断複製は著作権法上での例外を除き禁じられています.
複製される場合は,そのつど事前に,出版者著作権管理機構
(電話 03-5244-5088,FAX 03-5244-5089,info@jcopy.or.jp)の
許諾を得てください.

執筆者一覧 （五十音順，所属は執筆時）

青木　省三　慈圭会精神医学研究所 / 慈圭病院

赤穂　千尋　慈圭病院

池田智香子　慈圭病院

井上　蓉子　川崎医科大学精神科学教室

北野絵莉子　慈圭病院

城戸　高志　川崎医科大学精神科学教室

田中　増郎　慈圭病院

原　　正吾　川崎医科大学精神科学教室

原田修一郎　仙台市精神保健福祉総合センター

松下　貴紀　慈圭病院

村上　伸治　川崎医科大学精神科学教室

山下理英子　慈圭病院

吉村　優作　慈圭病院

鷲田　健二　慈圭病院

和迩　健太　川崎医科大学精神科学教室

和迩　大樹　わに診療所

まえがき |||||||||||||||||||||||||||||||||||||||||||||||||||||||||||||||||||||

　精神科臨床においてトラウマは決して新しい話題ではない．わが国の臨床家が，改めてトラウマに注目するようになったのは，1980年の「精神障害の診断と統計マニュアル 第Ⅲ版（DSM-Ⅲ）」で「心的外傷後ストレス障害」が取り上げられたことや，1995年の阪神・淡路大震災の被災された方々への支援などからである．トラウマは，震災から性暴力，やがて虐待へとその対象を広げ，多くの（広い意味での）トラウマ関連症状があることを臨床家が認識するようになっている．

　ただ，臨床家にとってトラウマは意識の辺縁にあることが多い．2000年代，トラウマと解離症状に一時期過剰なほどに注目が集まったが，多重人格や自傷・自己破壊行動などを呈するトラウマの治療は難しいと感じられ，少し距離がおかれたように思う．自分でPTSDと診断した例が補償問題などでこじれ，司法や保険会社から厳しく問われたというような経験も，距離をおかせる一因となったかもしれない．筆者も司法や保険会社とのやり取りなどの痛い経験を思い出す．その結果，トラウマは専門家にまかせようという雰囲気が生まれ，トラウマは日常診療の辺縁におかれるようになったように思う．

　しかし，成人の臨床現場では，発達障害やトラウマあるいはその両者を基盤に抱える患者が増えているというのが印象としてあり，精神疾患の長期化，慢性化，難治化の一因は，基盤にある発達障害やトラウマの認識の乏しさにあるのではないか，日々の臨床は，発達障害やトラウマを考えずには行えないのではないかというのが実感である．これは筆者の自戒でもある．発達障害についてはその経験を『大人の発達障害を診るということ』（2015）として，筆者らはまとめた．本書は，もう一つの課題，トラウマを日常臨床のなかで考えてみようとしたものである．「トラウマに気づくことで何が変わるのか」「ふつうの臨床家に何かできることがあるのか」と思われるかもしれないが，筆者らは臨床が異なってくると考える．トラウマの痛み苦しみは，一人で抱え込むことによ

り，その人を長く苦しめるものとなる．話題にするかどうかは別にして，トラウマに気づくことで，その人の苦しみの一部を共有することができる．トラウマに配慮しながら，その人の人間関係や生活状況が少しでも安定し質がよいものとなるという，基本的な方向性が見えてくる．言葉で言うのは簡単だが，これが実際にはなかなか難しい．そのあたりを，読者の皆様と一緒に考えていきたいと思う．本書が読者の皆様の日々の臨床に少しでもお役に立てば，幸甚である．

　植物は成長の途上に雨風に打たれ傷んだりしながらも，やがて実りのときを迎える．そのとき，実の傷はなかなかに味わい深い．心の傷もやがてその人の豊かな心の色あいや内なる強さにならないか，なってほしい，そんな願いを託して，糟谷一穂さんに装丁のデザインをしていただいた．また，医学書院編集部の松本哲さんには，筆者らの原稿をお読みいただき粘り強く的確なご助言をいただいた．改めて御礼申し上げる．

　本書は多くの患者さんとの出会いの中で生まれた．筆者らの治療や支援がどれほどの役に立ったか心もとないが，多くのことを学ばせていただいた．心より感謝申し上げる．本書が読者の皆様の日々の臨床に少しでもお役に立てば，望外の喜びである．

　なお，本書における症例記載は，匿名性を確保し個人情報を保護するために，大幅に改変している．

　2021 年 1 月

青木省三

目次

大人の精神科臨床における
トラウマの診かた・考えかた　　青木省三 ・・・・・・・ 1

- トラウマがあるのではないかと常に心がける ・・・・・・・・・・・・・ 2
- 日常臨床においてトラウマに気づく ・・・・・・・・・・・・・・・・・ 2
  - 1）不眠症 ・・・・・・・・・・・・・・・・・・・・・・・・・・・・ 2
  - 2）不安症 ・・・・・・・・・・・・・・・・・・・・・・・・・・・・ 4
  - 3）気分障害 ・・・・・・・・・・・・・・・・・・・・・・・・・・・ 7
  - 4）統合失調症 ・・・・・・・・・・・・・・・・・・・・・・・・・・ 8
  - 5）行動変化 ・・・・・・・・・・・・・・・・・・・・・・・・・・・ 12
  - 6）マイルドな解離 ・・・・・・・・・・・・・・・・・・・・・・・・ 14
  - 7）敏感さの精度 ・・・・・・・・・・・・・・・・・・・・・・・・・ 16
  - 8）記憶の精度 ・・・・・・・・・・・・・・・・・・・・・・・・・・ 17
  - 9）社会の変化がトラウマを活性化させる
    　　―時には，社会や時代への警鐘となる ・・・・・・・・・・・・ 19
  - 10）どんなときにトラウマを疑うか ・・・・・・・・・・・・・・・・ 20

- トラウマ反応とは ・・・・・・・・・・・・・・・・・・・・・・・・・ 21
  - 1）トラウマとなる出来事とは ・・・・・・・・・・・・・・・・・・・ 21
  - 2）トラウマ反応を起こしやすくする要素 ・・・・・・・・・・・・・・ 22
  - 3）PTSD と複雑性 PTSD ・・・・・・・・・・・・・・・・・・・・ 23
  - 4）発症にいたる経過 ・・・・・・・・・・・・・・・・・・・・・・・ 24

■ トラウマをどのように診るか ・・・・・・・・・・・・・・・・・・ 25
　1）従来の精神症状の背景にトラウマ関連症状が潜んでいないか ・・・・ 25
　2）反応性の状態ではないか
　　　―何か恐いことがあったのではないかと考えてみる ・・・・・・・・ 26
　3）発達障害の特性は認められないか ・・・・・・・・・・・・・・ 28

■ 治療と支援をどのように考えるか ・・・・・・・・・・・・・・・・ 29
　1）治療や支援によるトラウマをできる限り作らない ・・・・・・・・ 29
　2）「保存的」「支持的」アプローチを基本とする ・・・・・・・・・ 30
　3）まず求められていること ・・・・・・・・・・・・・・・・・・ 31
　4）トラウマを話すかどうか ・・・・・・・・・・・・・・・・・・ 33
　5）安全で安心な関係・環境を提供する
　　　―穏やかな，平和な雰囲気が大切となる ・・・・・・・・・・・ 35
　6）生活を支援する ・・・・・・・・・・・・・・・・・・・・・・ 36

■ トラウマ反応の経過・予後 ・・・・・・・・・・・・・・・・・・ 37
　1）治療や支援に対する反応 ・・・・・・・・・・・・・・・・・・ 37
　2）トラウマ反応は環境の影響を受けて変化する ・・・・・・・・・ 39
　3）トラウマの治癒とは ・・・・・・・・・・・・・・・・・・・・ 41

■ おわりに―治療者・治療スタッフのトラウマ ・・・・・・・・・・・ 42

第**2**章

症例集 · 45

1 非定型うつ病として復職デイケアに紹介された 30 代男性
非定型うつ病？　未熟パーソナリティ？ · · · · · · · 46

2 何事も自分を苦しめるほうに進んでしまう 20 代女性
苦しいのは当たり前 · · · · · · · · · · · · · · · · · · · 51

3 飲酒がやめられない 50 代男性
男としてのプライド · · · · · · · · · · · · · · · · · · · 56

4 作業所に行けなくなった 30 代女性
相談するのは怖い · 59

5 兄の暴力がフラッシュバックしていた 30 代男性
仕事を休む理由 · 63

6 夫の浮気を知ってしまった 30 代女性
止まったままの時間 · · · · · · · · · · · · · · · · · · · 67

7 長年不眠に悩まされている 60 代男性
眠れない，起きられない · · · · · · · · · · · · · · · · 71

8 育児への不安を訴える 30 代後半の女性
産後のうつ病？ · 75

9 アルツハイマー型認知症と診断された 80 代女性
認知症と虐待 · 79

10 入院を拒否し治療中断となった 40 代女性
パーソナリティ障害とトラウマ · · · · · · · · · · · · 82

11 退院すると過食・嘔吐になる 30 代女性
非定型な摂食障害 · 86

12 10 か所以上の病院から処方を受けていた 40 代女性
処方薬使用障害とトラウマ · · · · · · · · · · · · · · 91

目次

13 非現実的な体験を訴える 30 代男性
虐待か妄想か ・・・・・・・・・・・・・・・・・・・ 94

14 生きている価値がないと思い込んでいた 50 代女性
「醜い」と言ってくるお稲荷様 ・・・・・・・・・・・・ 98

15 長引く抑うつ症状に苦しんでいた 30 代女性
10 年後の告白 ・・・・・・・・・・・・・・・・・・ 103

16 自責の念に苦しむ 40 代男性
妻の死 ・・・・・・・・・・・・・・・・・・・・・・ 109

17 離人症状・解離症状のある 20 代女性
なんで涙が止まらないんだろう ・・・・・・・・・・・ 113

18 昔遭遇した口論が忘れられない 30 代女性
一難去って…… ・・・・・・・・・・・・・・・・・・ 117

19 過食・嘔吐を繰り返していた 20 代女性
思春期の記憶はない ・・・・・・・・・・・・・・・・ 120

20 子どもの自死の後に精神症状が出現した 70 代女性
孤立の背後にトラウマあり ・・・・・・・・・・・・・ 126

21 恐怖心と愛着のジレンマに葛藤する 50 代女性
息子の暴力 ・・・・・・・・・・・・・・・・・・・・ 130

22 家庭内での暴力を繰り返していた自閉スペクトラム症の 30 代女性
粘ることが大事 ・・・・・・・・・・・・・・・・・・ 135

23 入退院を繰り返す「治療抵抗性統合失調症」の 20 代女性
回転ドア現象 ・・・・・・・・・・・・・・・・・・・ 139

24 「近所の人たちが怖い」と語る 50 代女性
一緒に歩む支援 ・・・・・・・・・・・・・・・・・・ 143

25 対人緊張・対人不安の強い 20 代男性
引きこもりとトラウマ ・・・・・・・・・・・・・・・ 147

26 避難所・仮設住宅での生活を余儀なくされた 50 代女性
被災体験 ・・・・・・・・・・・・・・・・・・・・・ 152

27 ギャンブルで浪費してしまう 20 代男性
叱られては離職 ・・・・・・・・・・・・・・・・・・ 157

28 閉鎖病棟への入院を希望した 30 代女性
この子は私の妹 ・・・・・・・・・・・・・・・・・・・ 160

29 小学生の頃から希死念慮のある 40 代女性
安楽死はできますか？ ・・・・・・・・・・・・・・・ 164

30 離婚後も DV の恐怖に苛まれる 30 代女性
前夫からの荷物 ・・・・・・・・・・・・・・・・・・ 167

第**3**章

精神科日常診療における
トラウマへの精神療法

村上伸治 ・・・・・・ 171

広い意味でのトラウマ ・・・・・・・・・・・・・・・・・ 172
ふとした症状 ・・・・・・・・・・・・・・・・・・・・・ 175
まずは心理教育 ・・・・・・・・・・・・・・・・・・・・ 178
トラウマの延焼を防ぐ ・・・・・・・・・・・・・・・・・ 179
意味付けの修正 ・・・・・・・・・・・・・・・・・・・・ 182
純粋な自閉スペクトラム症 ・・・・・・・・・・・・・・・ 183
ASD のない場合も同じ ・・・・・・・・・・・・・・・・・ 184
おわりに ・・・・・・・・・・・・・・・・・・・・・・・ 185

トラウマを抱える人たちへの生活支援

鷲田健二 · · · · · 187

これからの生活支援に求められるもの · · · · · · · · · · · · 188
トラウマを抱える人たちへの生活支援の難しさ · · · · · · · · · 188
公的支援を受け入れるということ · · · · · · · · · · · · · · · 191
相談するということや，支援を受け入れるということが難しい · · · · 193
訪問がトラウマを理解するヒントを与えてくれることがある · · · · 196
就労支援，そして働くということ · · · · · · · · · · · · · · · 198
トラウマを話すこと，聞くことの副作用について考える · · · · · · 201
作業療法が安心と安全を再び体験するきっかけになることがある · · 204
支援者や治療者の支援を考える · · · · · · · · · · · · · · · · 206
生活を支援する · 207

あとがき · 211

索引 · 213

ブックデザイン：糟谷一穂
表紙イラスト ：萩原亜紀子

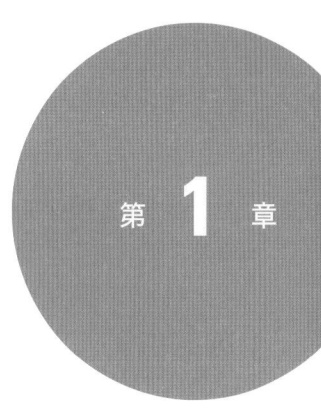

第 1 章

大人の精神科臨床における
トラウマの診かた・考えかた

トラウマがあるのではないかと常に心がける

　生存に関わるような大きな災害や事故などの出来事を体験した人を診る際には，誰もが PTSD などを念頭において，精神症状を尋ねていく．PTSD の診断基準に基づいて，フラッシュバックや悪夢などの再体験症状，回避，過覚醒などを具体的に尋ねる．だが，出来事からすでに長い時間が経っている場合や，大きな出来事ではないが受け手の状態によってトラウマとなり，広い意味でのトラウマ反応を起こしている場合はどうだろうか．特に，受診してくる患者が，不安や抑うつ，幻覚や妄想，依存や嗜癖などを主訴として話すとき，トラウマ反応は私たちの頭から抜けてしまいやすい．例えば，抑うつ状態の人が「昔のことをいろいろと思い出して後悔する」と話すと，治療者は抑うつ症状の文脈の中に位置づけ，悲観的・否定的な思考と理解してしまいやすい．しかし，そこに再体験やフラッシュバックが存在する場合がある．

　トラウマとは心の傷である．傷が痛み血が流れているのだが，それは目に見えない．だから気づきにくく，何気ない対応が「傷口に塩を塗る」ものになりかねない．時には，傷を深くしこじれさせてしまう．目には見えないが，目の前の患者は心から血を流しているかもしれないと，いつも心に留めておきたい．何より大切なのは，トラウマとトラウマ反応に気づくことで，そこから患者を適切に理解し，経過を予測し，治療や支援を考えることが始まる．

日常臨床においてトラウマに気づく

1）不眠症

　不眠症は，精神科において最も頻繁に訴えられる主訴である．入眠困難か，熟眠困難か，早朝覚醒かなど，睡眠について尋ねるとき，「眠ろうとしたときにどのようになるか」「恐い夢は見ることはないか」といった質問をすることによって，トラウマに気づくことがある．

　頑固な不眠症の人が，過覚醒や再体験・フラッシュバックを経験していたり，同じ夢を繰り返し見ていたりする場合がある．次の例は，解離症状で受診したが，眠ろうとするとフラッシュバックが起こっていた例である．

⋯⋯⋯⋯⋯⋯⋯⋯⋯⋯⋯⋯⋯⋯ 症例① ⋯⋯⋯⋯⋯⋯⋯⋯⋯⋯⋯⋯⋯⋯

解離症状で受診した 30 代の男性
—悪夢・フラッシュバックはないか

　意識消失発作を繰り返し神経内科で何度か精査され，器質的な異常がないとのことで紹介されてきた男性．解離性障害が疑われ，その一因は最近転職した仕事にあるのではないかと思われたが，本人は「仕事にはストレスもなく，問題はない」と話し，それ以上尋ねてほしくないという雰囲気が強く漂っていた．「長年，不眠症で治療を受けてきた」ということだったので，「眠れないのにもいろいろとあるけれど，どのように眠れないのですか」と尋ねると，「昔のことを思い出す」と答えたのであった．「例えば，どんなことを？」と尋ねると，「小学校のときにサッカークラブに入っていたが，地域の大会の決勝戦で自分のミスで負けてしまった．その後，同級生からそのことでいじめを受け，眠ろうとするとそのときの自分のミスを思い出す，繰り返し夢に見る」と話した．「苦しいですね」と言うと頷いた．そこから男性の硬い姿勢は少し緩み，話し始めた．ミス以外にも思い出す出来事がいくつもあるようで，同級生などの対人関係に苦労したようである．悪夢とフラッシュバックに苦しんでいるだけでなく，対人関係における敏感さや対人不信があり，それがたびたびの転職や，解離症状の一因になっているように思われ，支援の端緒が見つかった例であった．

⋯⋯⋯⋯⋯⋯⋯⋯⋯⋯⋯⋯⋯⋯⋯⋯⋯⋯⋯⋯⋯⋯⋯⋯⋯⋯⋯⋯⋯⋯⋯⋯⋯⋯⋯⋯⋯

　脳が過覚醒となりフラッシュバックや悪夢が起きるような不眠症には，なかなか薬が効きにくい．しかし，本人は苦痛なので睡眠導入薬や抗不安薬などを求め，薬物が増える傾向にある．男性も薬が極量まで増えていたが，入眠時のフラッシュバックはなかなか改善していなかった．それよりも，仕事の負荷を軽減するという環境調整のほうが，解離症状の改善には役立ったように思う．

　経験的には，ベンゾジアゼピン系の薬が好んで服用され，抗精神病薬，抗うつ薬は服薬感と副作用を理由に服用されないことが多い．ベンゾジアゼピン系の睡眠導入薬は依存になりやすいので，筆者はできるだけ処方しないようにしている．

　なお，フラッシュバックは，日常用語にもなっており，しばしば患者が「〇〇がフラッシュバックしてきました」と話すことがある．しかし，それは本当にフラッシュバックなのかどうかわからない．過去の嫌な体験を思い出したというレベルなのか，次に記すように「ありあり」と「はっきり」と映像のように思い出したのかを確かめる必要がある．

2）不安症

　不安症の背景にも，しばしばトラウマが潜んでいる．しかし，過去のトラウマ体験と現在の症状との関連は自覚されにくく，トラウマ体験は話されないし，また現在の症状がトラウマ関連症状とは治療者も気づかないことが多い．

　　　　　　　　　　　　　　　　 症例②

社交不安症で受診した 30 代後半の男性
—回避はないか

　男性は，中学 3 年生のときにいじめを受け，その頃から同級生の目が気になるという視線恐怖の症状が出現し，筆者の病院を受診した．症状は高校入学後より徐々に改善し，1 年あまりで治療終結となった．

　15 年あまり経って，男性は「会社の同僚の目が気になる」「家の近くのスーパーなどでも他の人の目が気になる」と，再び受診してきた．それまでの 15 年間は人目が気になることはなく普通に過ごしていたという．就職して 10 年あまりが立ち，結婚して子どももももうけていた．事務職をしていたが，人目が気になり緊張し，動悸や吐き気がしてくる．特に後ろの人に見られているような気がする，対面して食事ができない，などと訴えた．特別なきっかけはないと言っていたが，よく話を聞いてみると，事務所で上司から大声できつく叱責を受けた後から症状が出てきたようであった．

　共働きで，2 人だけで子どもの世話をしているということだったので，「子どもをみるのは大変でしょう？　時には実家でみてもらったら？」と言うと，「もう 10 年以上実家には帰っていない．父親とは会いたくない」という返事であった．それ以上，話が広がらなかったので，何かヒントはないかと，15 年前の診

療録を読み返してみた．そこには「父親から厳しいしつけを受けたらしい．虐待に近いもの？」と筆者が1行だけ記していた．改めて，男性に「昔，話していた父親のこと．今でも叱責などが心に残っているのですか？」と尋ねると，「今でもありありと叩かれたことや，そのときの言葉を思い出す」と嫌悪感を交えて話した．だから，就職して家を出てから実家には恐くて一度も帰っていないのだという．父親を回避していたのである．

経過から考えると，上司にきつく叱られたことが，幼児期・学童期の父親の叱責を想起させ，社交不安症状を再燃させたと考えるのが最も自然なように考えた．中学校時代の社交不安症状も，同級生からの理不尽ないじめがきっかけであった．

男性の社交不安症状は，薬物療法になかなか反応せず，いろいろな薬を試してみたが，改善は認められなかった．職場の配置図を書いてもらい，誰からの視線や声が気になるのかを尋ねていくと，斜め後ろの男性上司を中心に，数人の視線と声が気になっているのがわかった．しかし，同時に昔からの気心知れた数人とは，不安や緊張なく話ができるということもわかった．

症状は1年以上続いたが，配置転換を契機に徐々に改善していった．10年以上にわたる真面目な勤務ぶりを評価してくれた会社が，人目が気になって苦しいという男性の言葉を理解し，男性と親しい2～3人の人たちでやっている部署へ配置転換してくれたのである．そこからは人目を意識することは徐々に改善していった．何よりも効いたのは配置転換であった．最後まで，男性は父親について詳しくは話さなかった．

この男性の場合，中3の受診時，社交不安症と父親を結び付けて理解することはできなかった．15年あまり経っての再度の受診時に初めて気づいたのである．

·· 症例③ ··

「パニック症」の 40 代女性
―対人関係や感情の不安定さはないか

　女性は強い不安を主訴に受診し，「私はパニック障害です」と話した．これまでに数か所のクリニックを受診したが，いずれも数か月ほどで通院を中断し，転院となっていた．不安になるとクリニックに電話をかける．だが，長く話をして少し楽になっても，電話を切るとすぐに不安になり，また電話をかけるという繰り返しとなりやすく，電話を受けるスタッフが対応できなくなってダウンするようであった．疲れ果てたスタッフの些細な言葉（失言？）に反応して怒り始め，激しくスタッフを責め続けるようでもあった．女性にも言い分はあったが，スタッフも頻回・長時間の電話に疲弊してしまい，喧嘩別れのようになるようであった．「頼ろうとしてしがみつき，スタッフも受け止めようとするのだが，やがてスタッフが疲れ果てて受け止めきれなくなり，結果的に女性が不信と怒りを強めてしまう」ということの繰り返しだったのである．

　女性は「実家の両親から虐待を受けて育った．それを思うと今でも腹が立つ．時に家に来るように言われても，できるだけ行かないようにしている．でも行かないと自分が悪いような気持ちになるし，親に責められるのでつらい」「誰も助けてくれない．誰も信用できない」などと話した．客観的な情報が少ないので，どの程度の「虐待」があったのかはわからない．だが，親や支援者に対して，頼りたいのだが信じられない，信じたいのだが裏切られるのではないか，というような両価的感情が強く動いているようであった．

　これまでの診療では，長続きする治療関係がもてていなかったので，過剰な期待に陥らないように気をつけながら，何とか関係が切れないことを目指した．筆者は，「治療を引き受けるにあたって，お願いがあります．1 つは診察時間．私がとれる時間は 15 分程度です．もう 1 つは電話相談．あなたは電話が苦手です．何度電話をしても安心できない．それどころか，不安が余計に大きくなってしまう．だから，私は電話での相談はお受けしないことにします．それに同意いただけるようでしたら，治療をお引き受けしたい」と話した．女性はそれを承諾した．その後，筆者の些細な言葉を敏感に否定的に受け止め，治療

関係が壊れかけたこともあるが, 時間の経過とともに女性は少しずつ落ち着き, 安定した時期が長くなり,「パニック」のようになる状態は短くなり減っていった.

女性がちょっとしたトラウマを深刻に受け止めすぎていたという意味で, 広い意味でのトラウマが, 女性の人への信頼という生きる基盤を揺らぎやすいものとしているように思えた. それが, 女性の強い依存と攻撃のもとにあり, 些細なことで裏切られたと感じ, 責め始めると止まらなくなる. 何かが気になったり心配になったりすると, それを止められなくなる. 感情のコントロールが効かなくなってしまうのである. このような感情制御の問題も, トラウマ関連症状としてあり, 臨床的には治療継続を困難にしてしまう一因となる.

3）気分障害
　うつ病・抑うつ状態の背景には, しばしばトラウマ関連症状が潜んでいる. 日常臨床において, トラウマに気づくためには, 従来の問診に加えて, 少し細部を明確にするような言葉を付け加える必要がある.

┈┈┈┈┈┈┈┈┈┈┈┈┈┈┈ 症例④ ┈┈┈┈┈┈┈┈┈┈┈┈┈┈┈

焦燥の強いうつ病の 40 代男性
―「ありありと？」「はっきりと？」と尋ねてみる

　男性は焦燥の強い抑うつ状態で受診した. もともと, 明朗で社交的な性格ということで, 双極性障害の抑うつ状態も疑い, 抗うつ薬を用いず, 気分安定薬を中心に加療していた. 重い抑うつ状態は 1 年ほどで改善したが, 軽い抑うつと焦燥は軽快増悪を繰り返しながら持続した. 決して悪くはないのだがすっきりとは治らなかった. 抑うつ状態に陥る前後に仕事を辞めていたこともあり, 今後どのように就労するかも課題となっていた.
　数年経ったあるとき, 男性が「このところイライラが強いんです」と話したので,「イライラするとき, 何か考えたり思い出したりするのですか？」と尋ねて

みたところ，「昔の仕事のときの嫌な出来事を思い出す」という返事であった．さらに「はっきりと思い出す？」と尋ねると，「ありありと」と答えた．その後男性は，取引先から恐喝まがいのクレームを受け，結局，高額なお金を踏み倒されたという出来事を話してくれた．そのときの脅された場面がありありと繰り返し浮かんでくるという．そして，その恐怖のために，就労を回避していたこともわかった．その現場に近づくこともできなかった．男性が，就労に向けて動かない理由が初めてわかったのである．「働きたいと思うけれど，あの出来事を考えると怖い」という話を繰り返し聞いているうちに，長引いていた抑うつ状態は少しずつ改善し始め，やがて不定期の就労ができるようになった．そして，「やってみると，思ったより元気にできました」と語った．

　なお，この男性は出来事が起こる前に抑うつ状態となり始めており，出来事はうつ病への最後の引き金になっていたようであった．抑うつ状態であったため，クレームにうまく対応できず，余計に頭に刻まれたようであった．

　抑うつ状態のときは，思考が悲観的・否定的になり，過去のことをいろいろと後悔するというのは，誰でも知っていることである．だから「嫌なことを思い出す」と聞くと，うつ病の認知や思考と考えてしまいやすい．しかし，「過去のことを思い出して後悔する」「悪いほうに否定的に考える」ことと，「つらいことを思い出す」ことは似ているように見えて，いくらか異なっている場合がある．「思い出す」という言葉を聞いたとき，「はっきりと？」とか「ありありと？」と尋ねると，それがフラッシュバックかどうか確かめることができる．

4）統合失調症

　統合失調症と診断され，長く治療を受けてきた人の場合でも，ふとしたことからトラウマに気づくことがある．統合失調症の幻聴や妄想と考えられていたものが，よく聞いてみると，トラウマ体験の再体験症状や「怒鳴られた声」や「叱られた声」のフラッシュバックであったりすることがある．その場合は，統合失調症のように誰かわからない，不特定多数からの声ではなく，特定の人の声であることが多い．だが，不安や恐怖，時には興奮とともに，「聞こえる」と話さ

れると，実際には統合失調症との鑑別が難しくなる．

　なお，この10年あまり，「クラス（または職場）のみんなから悪口を言われる」「悪口が聞こえてくる」といった幻覚妄想のような体験を聞いたとき，筆者が診断・鑑別診断の最初に考えるのはトラウマや発達障害であって，統合失調症ではない．

　ただし，それが夜間の緊急受診などになると，客観的な情報も少なく，何よりも患者の安全が優先されるので，鑑別が困難となる．だが，自戒を込めてのことであるが，自分が一度統合失調症と診断すると，それを見直すのはなかなか難しいので気をつけたい．

　例えば診察において，いじめられた体験などを繰り返し話す患者がいる．話を聞いて助言したりするのだが，ほとんど効果がなく，毎回同じ話が繰り返されるため，何でこんなに忘れられないのだろう，どうしたら忘れることができるのだろうと，途方に暮れることがある．いじめられたという体験は，統合失調症による被害妄想である場合や，いじめられた体験のフラッシュバックである場合，フラッシュバックを核に妄想が発展している場合などもある．これらの鑑別はなかなか難しいが重要である．

　次の例は，筆者が当初は統合失調症を疑っていたが，次第に再体験やフラッシュバックをもとに被害妄想が発展していると理解したほうがよいと考えるようになったケースである．

　　　　　　　　　　　　　　　　　　 症例⑤

同僚のいじめを繰り返し訴えた40代の男性
—幻聴かフラッシュバックか？

　中学・高校時代に，同級生からいじめを受け，「同級生が恐い．同級生の目が気になる」と筆者の外来に通院していた．「クラスのみんなが自分を馬鹿にする．笑い者にする」と訴え，同級生に対する被害妄想とも考えられたが，家族からの情報では，実際に馬鹿にされるといういじめを受けているようでもあり，妄想といじめが混在しているように思えた．症状は次第に改善し，いったん終結としていた．

　その後 10 年あまり郷里を離れていたが，帰郷し再び受診し，今度は「職場の人が馬鹿にする」と訴えるようになった．「馬鹿にする」のは現在の上司や先輩であった．男性の話を聞いていると，話が具体的で，特定の○○さんという名前が繰り返し出てきた．その○○さんが「お前はこんなこともできないのか！」などと，日々の仕事できつい言葉を投げかけるようであった．男性はそのことを上司に相談し，その結果○○さんは配置転換となり，職場は働きやすいものとなった．だがその後数年，男性は診察時に毎回怒りを込めて大きな声で「○○さんはひどい！　"何年この仕事をしているのか""いつになったら一人前になるのか"とみんなの前で大声で言うなんてひどいじゃないか……」などと，出来事の細部を克明に，こちらが相槌もはさめないスピードで一気に話すのであった．話を聞くと，そのエピソードを思い出すのにはどうやらきっかけがあり，朝の出勤時に挨拶をしたときに同僚から返事が返ってこないとき，「無視された」「バカにされた」と感じ，それが引き金になって「○○さんに言われた場面をありありと，克明に思い出す」という．しかも診察室で話すときには，1 週間前のことと，2 年前のことと，10 数年前のことなどが同時に思い出され，○○さん，△△さん，□□さんと，いろいろな人の名前が時間に関係なく登場する．そのため，話を聞いていると筆者は混乱してくるが，バカにされたという体験は共通しているようで，屈辱感と怒りが直前の出来事のようにありありと思い出されるようであった．そのとき初めて，筆者は男性が苦しんでいるのが，中学・高校，そして現在のアルバイト先でのいじめ体験のフラッシュバックであることに気づいた．特定の人に対する被害妄想だけでなく，街中での被注察感などもあり，一時は統合失調症の可能性を考えたこともあったが，トラウマに対する反応と考えたほうが，男性をより適切に理解できるように思われた．

　「いじめ体験」の話が怒りを込めて繰り返されたので，「水に流す練習」や「聞き流す練習」や「忘れる練習」など，筆者なりにいろいろと提案してみたがうまくいかなかった．ただ，ひとしきり話し，筆者が「今日はこれくらいで終わりにしましょう」と言うと，ふと冷静になり「ありがとうございました」と言って帰るのが印象的であった．この繰り返しには意味があるようで，家族は「こうやって先生に話を聞いてもらわないと，この子は落ち着かなくなる」と説明してくれた．診察室で怒りながら大きな声でしばらく話すと男性なりに気持ちが少し

すっきりするようであった．

　職場ではそのように大きな声を出すことはほとんどなく，家でもたまに出る程度であった．男性のフラッシュバックは職場でも家でも起こっていたが，それを話すのは診察室なのであった．うまく治療や支援ができているわけではないが，少しずつでも心穏やかな日が送れるようにならないかと思いながら，話を聞いている．

　なお，抗精神病薬，抗うつ薬，抗不安薬なども少量処方をしてみたが，「ボーっとする」「気持ちが悪い」などと話し，いずれも短期間で中断になった．そのため処方はしていない．

　この男性は，診察室であまりにも怒りを込めて話すので，外に声が聞こえ，待っている患者たちが不穏になるくらいであった．筆者自身も責められているようで，いたたまれないような気持ちになった．話すことが，フラッシュバックを引き出し，その結果，激しい怒りの表出になるようであった．だが，一段落するまで聞くと，ふっと我に返ったように礼を言って帰るのであった．

　実際，長年統合失調症という診断のもとに治療されてきた患者の中にも，トラウマや発達障害と考えたほうがよいと思うケースはまれならずある．

······················· 症例⑥ ·······················

統合失調症と診断されていた 40 代女性
—どのような生活環境か

　「統合失調症」という診断で長年，他院で加療されてきた女性が，本人の強い希望で転院してきた．通院数回目の頃より，不機嫌や怒りが強く出始め，大量服薬などの自傷も現れるようになった．近隣の人が悪口を言う，その声が聞こえてくる，という幻覚妄想様の体験も話したが，近隣との関係が悪く孤立していることも確かにあり，環境に影響を受けている症状のようでもあった．統合失調症様症状よりも目立っていたのは，感情の不安定さと衝動性であった．怒って筆者を攻撃するときもあるが，その次の回は落ち着いていて良い笑顔が

出る，というように，診察ごとに雰囲気が変わった．筆者の話の一部を被害的に受け取り，その非を責める・攻撃することが多く，細部にこだわり全体を見失う傾向にあったが，部分的には正確で論理的であった．少なくとも統合失調症の思考障害があるようには思えない．そして，言い出したら引かず，頑固であった．

　両親は幼い頃に離婚しており，暴力やネグレクトなどのトラウマ体験を断片的に話したが，詳しくはわからなかった．統合失調症か，トラウマ関連症状か，統合失調症と関連症状の合併か，などと考えたが筆者には判断できなかった．しかし，少なくとも感情コントロールの問題，対人関係の不安定などが前景に出ていて，治療的にはトラウマ関連症状に注目するほうが，理解し支援するのに有用なように考えた．

　実際には，「生活障害に対する生活支援」を行っていくこととした（第 4 章参照）．一人暮らしの生活を少しでも安心なものにすることが大切と考え，保健師，訪問看護，ヘルパーなど公的な支援を導入した．複数の支援が入ることにより，相談相手が身近にでき，生活が少しずつ安定したものとなることが良い影響を与えるのではないかと思われた．この女性のように，トラウマ関連症状か，統合失調症か，両者の合併か判然としないまま，統合失調症として治療を受けてきた人が少なからずいるように思う．問題は時間が経てば経つほど両者の区別がつきにくくなることである．いずれも生活障害をきたし，その生活障害が二次的に症状を増悪させるという悪循環を形成するからである．それに，向精神薬の副作用が加わっている場合もある．特に長期化・慢性化した病像は判断が非常に難しい．

5）行動変化
　トラウマは不安や恐怖などの内的体験だけでなく，行動の変化をもたらす．内的体験を言葉にする力は人によって異なるが，行動変化によってトラウマに気づくことは少なくない．特に言葉での表現が苦手な人の場合は，言葉でトラウマが伝えられず，行動変化がその人のつらさや苦しさを物語っている場合がある．

:............................ 症例⑦ ....:

衝動的な行動が現れた高等部の男子
—実際に恐いことがあったのではないか

　特別支援学校の高等部の男子．自閉スペクトラム症と知的障害のために，言葉で困っていることを伝えるのが苦手であった．日々の学校生活で，「叱られる」「恐い」などの言葉が断片的に話され，加えて，衝動的に叩く・蹴るなどの行動が出て，学校も対応に苦慮していた．できるだけほめるようにしていたが，それにもあまり反応しなかった．両親は穏やかで，少なくとも親との関係で虐待などの体験をしたことはなさそうであった．これまでの経過を尋ねてみると，小学校中学年までは伸び伸びしていたが，高学年になって暴れることが出てきたという．「その頃に家か学校で何か変わったことは？」と尋ねてみた．すると「関係ないかもしれないけれど……」とある教師が話し始めた．「○○君の担任は，子どもへの対応が上手という評判の先生だった．親からの評価も高かった．だがよく見ると，子どもたちはその先生を恐がり，その先生の前では固まっているようであった．その結果，優しい先生の前で暴れるようになって，その先生の指導力不足と言われたりした．その後，担任は転勤になったが，数年経った最近でも，その名前を聞いただけでも，たまたま（何かの用件でやってきた）その姿を見るだけでも，○○君は固まってしまう．その担任と似た雰囲気の先生も恐いと避ける」ということであった．

　その話を聞いて，2つのことを考えた．1つは，「彼はうまく言葉で説明できないが，小学校の担任の指導は，彼にとっては理不尽で予測のできないものであり，恐かったのではないか．それが彼の中で繰り返しフラッシュバックし，パニックや暴力になっているのではないか」ということである．強い恐怖を伴うフラッシュバックは，自傷や暴力などの行動変化をもたらすことがある．以後，彼に対応するときは，その対応が恐怖を引き出さないように，落ち着いて対応することを心がけるようになった．現場ではなかなか難しいことなのだが，日々の対応がトラウマの再現（再トラウマ化）にならないように気をつけた

いものである.

　もう1つは，小学校の担任の指導についてである.担任の指導のしかたを「問題」であるということは簡単だが，事はそんなに単純ではない.教室が騒々しすぎると授業にならないし，子どもたちのパニックや不安定を引き起こし，ますます混乱する可能性がある.少しでも落ち着いた教室になるようにということで，ベテランの担任は厳しい指導を行った.そしてそれは，その時点の教室を安定させるという意味では「効果」があったが，男子のトラウマとなり，その後の行動変化を生んだ可能性がある.しばしば「指導力」のある教師の前では子どもは(怯えて)静かになり，一方「保護的」な教師の前では(甘えて)乱暴になる.だが，どちらが良いという単純なものでなく，それぞれが自分の対応の弱点に気づき，協力・連携することが求められているのである.教師だけでなく，医療関係者や福祉関係者も同様である.

６）マイルドな解離

　筆者は，「マイルドな解離」という言葉を，解離性健忘や解離性パーソナリティ障害のような明らかな解離というものではなく，日常生活でしばしば認められる目立たない解離という意味で用いている.例を示してみよう.

　　　　　　　　　　　　　　　症例⑧

自閉スペクトラム症の20代男性
―急に表情がなくなり固まってしまう

　数か月に一度，近況報告のために筆者の病院にやってきている男性.理解のある親方に出会い，漁の手伝いをするようになって，この10年あまり安定している.朝早く家を出て，夕方暗くなって家に帰る.季節によって忙しさは違うが，親方の指示と支持のもとに元気に働いている.彼に漁について尋ねると，大きな魚がとれたことや，自分が頑張って漁をしていることを，ニコニコした顔で誇らしく話す.話を聞いていると筆者もうれしいのだが，実際よりもかなりオーバーな話になっている.それを聞いた母親が横から，島の人に助けてもらっていることや，心配なエピソードを話すのだが，母親が話を始めた途端に，

彼の表情はなくなり，ボーっと固まってしまう．両親もそれを見て，「もう，話が入っていないのですよ」という．彼には，漁の仕事に就く前に，何度も職場で叱られた経験があり，自分を責める言葉や雰囲気を感じると，すぐに解離を起こすのであった．「心ここにあらず」の状態になるのである．しかし，筆者が元の漁の話に戻すと，すぐに元の生き生きとした表情に戻り，話し続ける．身を護る解離とでもいうのだろうか．日常臨床においてしばしば経験するものである．なお，このような解離に気づいたときでも，周囲の人の言葉は心のどこかに届いているので，男性の頑張りを評価し「すごいですね」と感心するようにしている．

ここに示したのは診察室での解離であるが，人生の早期からマイルドな解離を（本人が意識しているわけではないが）使いながら生きてきたと思われる人たちもいる．

.... 症例⑨ ....

抑うつ状態の 20 代女性
―恐い現実に距離をおいて生きる

女性は，いつもニコニコした表情で固まっていて，表情に変化なく，言葉でも喜怒哀楽などの感情の表出が乏しかった．小学校時代は欠席が多く，中学校はほとんど登校できていなかったという．女性の目の前で，両親が激しく喧嘩するといったことが長年続き，最終的に離婚しており，就学前から中学校くらいまではネグレクトや心理的虐待と言えるものを体験してきたのではないかと思われた．不登校のときも一人で家にいたようであった．養育歴，生活歴を聞きながら，「大変だったでしょう？」「恐かっただろうね」と言葉を添えると，目に少し涙をにじませ，「それが，普通（日常のこと）だったから」と話した．十分な養育を受けず，恐い毎日の中で頼る人なく過ごしてきたものと思われた．「そんなとき，あなたはどうしていたの？」と尋ねると，「いつも本を借りて読んでいた」と答えた．図書室でたくさんの本を借り，本の世界，空想の世界に生きて

いたのである．彼女は侵入的な記憶やフラッシュバックを話さなかったが，いつも恐い現実から距離をおいて生きるという，マイルドな解離を使いながら生きてきた．それが彼女を護ってきたのだと感じた．

　　記憶を失う，別の人格が現れるなどの解離は気づきやすいが，これらのマイルドな解離はボーっとした表情になるもので，「真剣さがない」「やる気がない」「現実から逃避している」などと誤解されやすく，底に流れるつらさを見失いやすいので，気をつけておきたい．

7）敏感さの精度

　トラウマ体験，特に人によってもたらされたトラウマは，人の言動への敏感さや警戒心，時には猜疑心を生みやすい．人に苦痛を与えられたのだから，それを避けるために敏感になるのは自然な防衛反応と考えられる．それは時間とともに和らぐ場合もあるが，長く続いてその人の性格のようなものになっている場合もある．

······································ 症例⑩ ····································

薬の副作用を心配した 30 代の男性
―言動の細部が気になってしまう

　男性は抑うつ状態が遷延し転院してきた．自営で商売をしていたが，その店を閉めるほどではなく，何とか営業をしていた．数年前の離婚の前後から抑うつ状態は始まっており，離婚をめぐっての出来事が誘因のように思われたが，離婚後，時間が経過しても抑うつ状態は改善していなかった．気分はいつも重苦しくしんどいが，お客さんには何とか対応できるし，趣味のサークルでは元気で楽しいときもあるという．診察室では，抑うつ的な表情で，「変わりありません」と話す程度で，口数が少なく話題も広がらなかったが，予約時間の少し前に必ず受診し，キャンセルなどは 1 回もなかった．だがしばらくして，時に付き添ってくる母親がとても力強く，「もっとやる気を出さないといけない」と激

励し，その話になると患者が嫌そうな顔になるのに気づいた．それだけでなく母親は男性に干渉的で，子ども時代から厳しく育てられたことがわかった．男性は母親に頼らざるをえなかったが，それを嫌がってもいた．

　あるとき，男性から手紙を受け取った．そこには，自分の身体の不調が記されており，薬の添付文書の副作用項目の該当する1つひとつにチェックをつけ，この不調は薬の副作用によるものではないかと記されていた．そのとき初めて，男性が筆者の言動の1つひとつを細かく受け取っているのに気づき，愕然とした．そして，このように筆者や母親などの言動の細部が気になり，いろいろと悩んでいることが不安抑うつを長期化させているのではないかと思った．

　長い間診察にやってきていたが，男性が細かいことが心配になることに気づかずに診療をしていたことを恥ずかしく思った．心配に気づかなかったことを謝り，あらためて副作用について説明するとともに，筆者も気をつけたいが，心配なことを教えてもらうとありがたいと話した．

　　表情に変化がなく口数も少ない患者が，明るくハイテンションに振る舞っている患者が，治療者の言動，家族や上司・同僚の言動の1つひとつを気にしている場合がある．ある日突然，周囲を驚かせる衝動的な行為を起こし，日常生活の言動や振る舞いと，内面の不安や敏感さとの間に大きなギャップがあるのに気づくことがある．その敏感さは，過去のトラウマ体験によることも少なくない．患者の敏感さは，治療者が感じているよりもはるかに細やかなことがある．「人の言葉や態度のちょっとしたことが気になって，ずっとそのことを考えているようなことはありませんか」などと尋ね，敏感さの精度について教えてもらうようにしたい．

　敏感さは細やかさという長所でもあるが，時に，誤解や不信につながることもあり，気をつけておきたい．

8）記憶の精度

　「覚えています」という記憶の精度は人によって大きく異なることがある．治療者や支援者は自分を基準として患者の記憶を考えがちであるが，それはしば

しば実際とは異なっている．患者の記憶の精度に気づくことが大切となる．

······························ 症例⑪ ······························

抑うつ状態の 40 代の女性
─過去のエピソードを鮮明に話す

　初診（実は再来初診であった）のときに，女性が開口一番に「10 年前に一度，先生に診ていただきました」と話した．筆者は覚えていなかったので，「申し訳ありません．どこでお会いしましたかね」と尋ねると，「10 年前に，この病院の古い外来診察室で」ということであった．「よく覚えておられますね」と言うと，「細長い診察室で，私がこちら側からこのように入って，先生が向こうの扉を開けて入ってきて．このように座りました」と身振り手振りを交えながら話す．10 年前の古い診察室の描写と，入室の様子や椅子の配置があまりにもリアルだったので驚いた．「そのとき，何を話したかも覚えていますか？」と尋ねると，「それまで誰にも話をしていなかった，高校時代のいじめのことを聞いてもらいました．話して楽になりました」と言う．その後，電子カルテに移行する前の紙カルテを取り寄せて読むと，確かに女性の高校時代のエピソードを筆者が記しており，あらためて驚いたのであった．この女性の記憶の精度は，筆者の記憶の精度よりも桁違いに精密である．それは女性にプラスに働くこともあるかもしれないが，苦しめるものにもなるだろう．

　子ども時代のことを尋ねると，女性は 2 歳頃の記憶を鮮明に語った．ただ，記憶は鮮明ではあるが，思い出すときの感情や思考に影響を受け，いくらか歪んでいるように思われた．親との関係が悪いときには，虐待を受けたという被害的な記憶となって思い出され，親との関係が良くなると，楽しかった記憶も思い出されるようであった．

··

　一言で「思い出す」と言っても，人によって精度が違う．相手の思い出す記憶の精度に気づくことはとても大切である．そして，その記憶の精度から，トラウマ体験が記憶として刻まれているのではないかと考える必要がある．また，

記憶にはムラがあることも多く，ある出来事には詳しく，別の出来事はすっかり忘れていたりするといったことにも気をつけておきたい．

9）社会の変化がトラウマを活性化させる―時には，社会や時代への警鐘となる
　黒澤明監督の「生きものの記録」(1955年)という映画がある．主人公の男性，中島は原水爆に対する強い恐怖のため，家族でのブラジル移住を試みるが反対され，原水爆の放射能に対する被害妄想とされてしまう．移住計画は頓挫し，工場に火をつけ，彼は精神科病院に入院となる．トラウマという視点からいえば，彼の発症は広島・長崎への原爆というトラウマ体験が，その後のビキニ環礁での核実験や第五福竜丸被爆事件(1954年)などによって活性化されたものと考えることもできる．この映画を見ると，病んでいるのは彼なのか，それとも周囲の人たち，そして社会なのかと考えさせられる．広島・長崎への原爆投下の10年後，黒澤監督自身も強い危機意識をもっていたのであろう．トラウマ体験の活性化やフラッシュバックは，しばしばその時代を生きる人たちへの警鐘にもなる．

　最近でいえば，新型コロナウイルス感染症(以下，コロナと略す)の時代を私たちは生きている．感染症が収束することを心より願っているのであるが，コロナは精神科臨床にさまざまな影響を与えている．

　広い意味でのトラウマという点からいえば，人々の「地域社会から排除される」(一昔前の「村八分」)という不安・恐怖が活性化されている．特に地域とのつながりに乏しく，地域の人の目を意識して生きていた人たちは，「コロナにかかったら，この家やアパートにいられなくなる」という強い不安の中で毎日を過ごす．外出も控え，家の中でもマスクをして，息をひそめて過ごしていることも少なくない．「コロナが恐いんじゃないんです．コロナにかかったら，もうここには住めなくなる．それが恐いんです」と言う．過去にいじめやパワハラなどで排除されたトラウマ体験をもつ人は，コロナによって再び排除されるのではないかという不安・恐怖が活性化されるのである．だが，この排除される不安・恐怖は，トラウマ体験をもたない人たちの中にも根深く沁み込んでいるものでもある．

　音や臭いへの感覚過敏がある自閉スペクトラム症の男性は，その鋭敏さを活

かし，正確さと精密さで抜きんでた旋盤工であった．だが，住んでいるアパートの住人が替わり物音や足音が聞こえてくるようになったことと，（発症当時はコロナ感染症がまだ大きな話題になっていなかった時期だったのだが）コロナ感染症が拡大するのではないかという不安・恐怖が重なり，ある日「コロナにかかった！　世界は滅亡だ！　コロナは生物兵器だ！」と興奮して叫び出し一過性の精神病状態に陥った．子どもの頃は病弱で，咳をする人を過度に嫌がるなどの不潔恐怖のようなものがあったが，コロナが妄想へと発展させる一因となったと思われた．短期間で回復し，元の生活に戻っていったが，前述した黒澤監督の映画を思い出した．彼は確かに病気ではあったがコロナ感染症による社会の変化を誰よりも早く察知し，「大変だぞ！」と時代に警鐘を鳴らしているようにも感じたのであった．

10) どんなときにトラウマを疑うか

　成人の精神科臨床において，トラウマは発達障害と同様に見落とされやすい．臨床場面では，"今"困っていることが主に話し合われ，現病歴・生活歴は尋ねられても，発達歴や養育環境，トラウマ体験までは尋ねないことが多い．また，尋ねられたとしても，本人や家族には唐突な質問と感じられたり，話したくない出来事であったりすることが少なくない．

　特にトラウマ関連症状について，中井久夫[1]は「多くの外来患者はフラッシュバックなど侵入症状を初めとする外傷関連症状の存否をそもそも聞かれていない」ことが多く，かつ「最初の生活史・家族歴の聴取の際に心的外傷が語られることは，まずないといってよく，十分に安定した信頼関係の成立が前提になる」と指摘している．すなわち，トラウマとトラウマ関連症状は，尋ねられることもなく，話されることもない，ということになりやすい．

　さらに中井[1]は，「(1)現在の診断がどこか不確実で根拠が脆弱であると感じているがなぜかわからないか，(2)薬が予想と違った効きかたをする，あるいは予想される効果を示さないと首をひねっているか，あるいは(3)過去にさまざまな診断をつけられていて，とにかく何病であろうと典型例でないとされているか」のときに，トラウマとトラウマ関連症状の存在を疑うことを示唆している．20年近く前の指摘であるが，今でも新鮮である．

　筆者もほぼ同様に，①症状が多彩で，DSM でいえばいくつかの診断が併存する，②経過の中で薬剤が多剤多量となりやすい，③しかも薬剤の効いた感触に乏しい，④慢性の非典型的な病像や経過をたどりやすい，というようなときに，トラウマの関与した精神症状を疑う[2,3]．既存の精神疾患の診断とともに，PTSD の診断を部分的（あるいは閾値下の PTSD）に，時には全部満たすことが少なくない．

トラウマ反応とは

　「出来事」「トラウマ体験」「トラウマ」「トラウマ反応」，など，いくつかの言葉があり，混同しやすい．本書では，①出来事（トラウマとなる出来事，トラウマ体験）と，それによる②トラウマ（心の傷，心的外傷）と，それに基づく③トラウマ反応（トラウマ関連症状，トラウマ関連障害）とを分けて考えている．

　トラウマとなるものには，犯罪や虐待，災害などの生命を脅かすような体験の強度が強いものから，客観的にみればそれほど強度が強いとは思えないが，受け手には主観的に強く感じとられるものまで幅広くある．また，発症前の状態，トラウマ体験の強度，受け手の感受性，脆弱性（vulnerability）や回復力（resilience），周囲からのサポートの有無などによって，起こってくるトラウマ反応の程度は異なってくる．

　付言しておくと，筆者の考えは，トラウマ反応を積極的に診断していこうというものではない．トラウマが関与しているという視点をもちながら理解し，支援を考えることが大切というものである．

1）トラウマとなる出来事とは

　ICD-11 は，「極度に脅威的または恐ろしい出来事への，一回または複数回の曝露」，DSM-5 の PTSD（心的外傷後ストレス障害）の診断基準では，PTSD を起こすものとして，「実際にまたは危うく死ぬ，重傷を負う，性的暴力を受ける出来事」と記されている．すなわち，生存を脅かすような大変な出来事である．ICD-11 の複雑性 PTSD では，「極度に脅威的または恐ろしい出来事への，一回または複数回の曝露．逃れることが難しいか不可能と感じられ，長期間にわた

表1　トラウマ反応を起こしやすくする要素

時期	要素
出来事以前	・過去に虐待などのトラウマがなかったか. ・出来事をどのように受け止める性格か. 同じ出来事でも人によって受け取りかたが異なる. ・出来事が起こったとき, どのような精神状態・身体状態であったのか. うつ病や統合失調症などの精神疾患があったり, 自閉スペクトラム症などの発達障害があったりすると, 同じ出来事でも, トラウマとなりやすく, トラウマ反応も起こりやすい. ・周囲の環境はどうか. 人間関係はどうだったか, サポートがあったか, 孤立していなかったか, など.
出来事そのもの	・出来事の程度　客観的にはどの程度の出来事だったのか ・自然災害か, 人災(犯罪も含む)か, あるいは両者か ・身体的な外傷などを伴っていたか ・痛みを伴っていたか, など
出来事以後	・人間関係はどうか. 社会的サポートはあるか. ・職業的, 経済状況はどうか. ・外傷後の脳障害はないか. 頭部外傷後遺症(高次脳機能障害)など. ・出来事によって, 周囲はどのように変化したか.

る, または反復的な出来事であることが多い. このような出来事には, 拷問, 奴隷制, 大虐殺, 長期間にわたる家庭内暴力, 反復的な小児期の性的または身体的虐待が含まれる」と記されており, より長期間であったり, 反復的であることを強調している. このような出来事がトラウマとなり, さらにはトラウマ反応を生み出すことはよくわかるが, 生存の危機とまではいかない, もう少し程度の軽い出来事でもトラウマとなり, トラウマ反応を生み出すことがある.

2)トラウマ反応を起こしやすくする要素

　出来事以前, 出来事そのもの, 出来事以後の要素が, トラウマとトラウマ反応には関係している. 少なくとも表1のようなことを考慮する必要がある. トラウマ反応で受診する人たちは, トラウマ反応に目が向きやすく, 出来事以前のことは語らないことが多く, 見落としやすいので注意が必要である. ただ, 出来事以後に苦痛な症状が出現している際には, 出来事以前の情報はなかなか

表 2　PTSD と複雑性 PTSD

PTSD(ICD-11)
PTSD は以下のようなことを引き起こす.
①心的外傷となった出来事の再体験. 生々しい侵入的な記憶やフラッシュバックや悪夢の形で起こる. 再体験には恐怖や戦慄などの強く圧倒的な情動や, 強い身体的な感覚を伴う.
②心的外傷となった出来事に関連する思考や記憶の回避. 体験を連想させる, 活動や状況や人々を回避する.
③現在でも脅威が存在しているかのような持続的な感覚. 例えば, 過剰な警戒や, 予期せぬ雑音などに対する驚愕反応の亢進.
複雑性 PTSD(ICD-11)
上記の①②③に加えて, 次のような感情, 認知, 対人関係の問題が生じる.
④感情コントロールの問題
⑤自分は取るに足らない, 打ち負かされた, または価値がないという持続的な思い込み. これにはトラウマ的な出来事に対する, 恥, 罪責, 挫折の感覚を伴う.
⑥人間関係を維持することや人と親密であると感じることの困難.
これらの問題が, 個人生活, 家庭生活, 社会生活, 学業, 職業あるいは他の領域において, 機能障害をもたらす.

得にくいものである.

3) PTSD と複雑性 PTSD(表 2)

　ある出来事が, いくつかの条件のもとにトラウマ(心的外傷)となり, トラウマ反応を生み出す. その 1 つに, ①PTSD(心的外傷後ストレス障害)があるが, ②それには収まらないより重いもの(複雑性 PTSD など)や, ③より軽いもの(さまざまな人生のつらい出来事や理不尽な出来事に対する反応)がある. ①と②は病気であるが, ③は「苦しみ」ではあるが病気ではない(あえて診断をつければ適応障害となるだろうか. 閾値下 PTSD). もちろん, PTSD の再体験・フラッシュバック, 回避, 過覚醒などに加えて, 人格というその人の核に影響を与え, 対人関係や感情の不安定などをもたらす複雑性 PTSD が, より深刻なものであるのはいうまでもない.

　出来事が大きいか小さいかは別にして, 当の本人が精神的に大きな恐怖や苦痛を感じれば, その出来事はトラウマとなり, トラウマ反応を起こす. 大切なのは, 出来事の程度と「トラウマ(心の傷)」は必ずしも同じではないということ

である．大きな出来事でも，「トラウマ(心の傷)」は小さいときもあるし，小さな出来事でも，「トラウマ(心の傷)」は大きいときもある．出来事には，生命の危険を伴うものから，そこまでではないが本人にとっては危機的な出来事までいろいろとある．トラウマにも大きなものもあれば，比較的小さなものまでいろいろある．トラウマ反応も診断基準を満たすものから，部分的にしか満たさないものまでいろいろある．本書では，この広い意味でのトラウマとトラウマ反応について考えていきたいと思う．

4）発症にいたる経過

　成人の臨床でよくみられる経過としては，小児期のトラウマ体験(虐待など小児期逆境体験やいじめなどの家庭外の逆境体験)⇒ 愛着障害・トラウマ反応⇒ 思春期以降のトラウマ体験 ⇒トラウマ反応＋従来の精神疾患というものがある(図1)．

　虐待などの小児期逆境体験は，愛着障害やトラウマ反応を引き起こしやすいだけでなく，さらには成人の不安症，うつ病，統合失調症，物質依存症などを引き起こしやすい．発達障害と愛着障害は，相互に影響しあい，愛着形成・対人関係形成と発達を困難なものとしやすい．

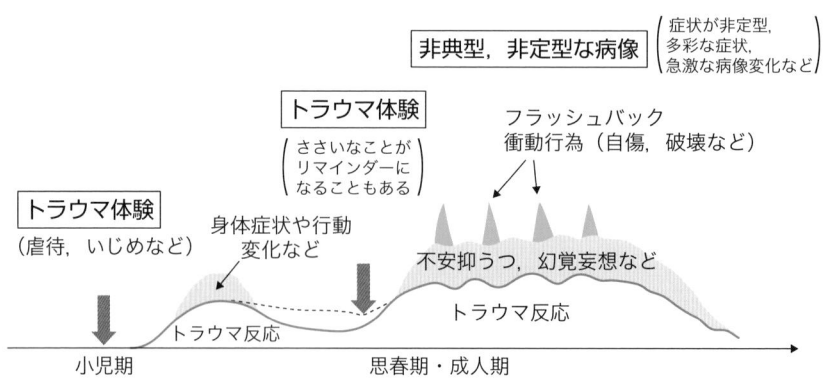

図1　成人の臨床でよくみられる経過
※　トラウマ体験は1回の場合も，複数回が連続しているものもある
※　小児期と思春期・成人期以降の間に，見かけ上改善している場合と連続している場合がある

　実際の臨床では，従来の精神疾患＋トラウマ反応 ⇒ 思春期以降のトラウマ体験 ⇒ 児童期のトラウマ体験と，時間を遡るように話され理解が深まることが多い．近い過去のトラウマが最初に話され，その後時間が経ってから，遠い過去のトラウマが話されるのである．

　成人の臨床において留意しておかなければいけないのは，振り返って発達歴を理解しようとするとき，最初にあったものが，発達の問題なのか，愛着の問題なのか，よくわからない場合が多いということである．発達の問題と愛着の問題は影響しあいながら，成長・発達していくもので，成人の臨床家はその結果を診ているのである．臨床家が診ているものが，しばしば発達障害と愛着障害との混合状態であるということに気をつけておきたい．

　ただし，トラウマは遡れば良いというものではなく，最近のトラウマへの対応からまず入るのが大切である．不用意に深く遡ることは，心の傷を開き混乱を招くことになりかねない．

　しかし，今話されているトラウマの奥に，さらに根深いトラウマがあるかもしれないということは，いつも念頭においておきたい．トラウマは重層的であり，かつ現在も進行中の場合がある[4]．

トラウマをどのように診るか

1）従来の精神疾患の症状の背景にトラウマ関連症状が潜んでいないか

　トラウマ体験やトラウマ反応がベースにあると，病像や経過が非典型・非定型となりやすい．トラウマ関連症状が，従来の精神疾患の症状の背景にあり，病像や経過を非典型・非定型としているのである．

　抑うつ状態が一定の期間(数か月〜1年)のうちに回復してこない場合には，抑うつ症状の背景にトラウマ症状が潜んでいないかと考えてみたい．例えば，意欲低下が遷延しているように見える症状の背景に，トラウマ反応による回避症状が潜んでいることがある．回避症状が意欲低下を持続・継続させているのである．そう考えると，自然回復を待つということだけでは十分ではなく，ある時期から，活動を促していくという働きかけも必要になってくる．慢性の不安抑うつ状態では，日常生活の中で何かが刺激となり，その度に過去のつらい

出来事がフラッシュバックし不安抑うつを持続させている場合もある.

　繰り返し被害妄想を訴えていた自閉スペクトラム症の青年は，中学校時代に激しいいじめ(どの程度だったのかはわからないが，いじめと本人は感じていた)を受けた．その後，就労したが，職場で同年代の若者が集団で談笑しているのを見るといじめ体験がフラッシュバックし，みんなが自分のことを話している・笑っているという被害妄想となり，短期間で仕事を辞めるということを繰り返した．彼の場合，抗精神病薬があまり奏効せず，それよりも病院のPSWや就労移行支援のスタッフが，職場を訪問し，同年代の若者が集団で談笑するのを見る場面を減らすように配慮してもらうのが良かった.

　この例のように，従来の精神疾患の症状の背景にトラウマ関連症状が潜んでいる場合がある．不安抑うつ気分や精神運動抑制や悲観的思考の背景にある，フラッシュバックや回避や過覚醒や感覚麻痺に気づくことが，被害妄想の背景にあるフラッシュバックや解離，自閉や意欲低下の背景にある回避や解離や感覚麻痺に気づくことが大切となる(表3).

　また，1つの診断という枠に収まらず，不安抑うつ，解離強迫，幻覚妄想，感情や対人関係の不安定，依存・嗜癖・摂食障害などが，混じった多彩な病像になりやすいときにも，トラウマや発達障害が基盤にある可能性を念頭においておきたい[2].

2) 反応性の状態ではないか―何か恐いことがあったのではないかと考えてみる
　筆者が先輩や成書から学んだ精神医学では，例えば抑うつ状態や神経症様状態(不安症や強迫症など)であっても，その中にある統合失調症の微かな徴候に気づき，統合失調症を見逃さないことが大切と考えられてきた．統合失調症を見逃し，気分障害や神経症圏などと誤診することが治療や支援に大きなマイナスになると考えられていたのである．その統合失調症を見逃さない視点とは，多くの精神科医にとっては，精神症状を客観的に観察し記述する(すなわち記述精神病理学的な)という，外から観察するような診かたであった．それはあたかも「潜在していた病気が固有に動き出して精神症状が引き起こされている」というようなイメージであった.

　反応性の状態ではないかと考えてみるということは，現在の精神症状は，過

表3　従来の精神疾患の症状の背景にあるトラウマ関連症状

従来の精神疾患の症状	背景にあるトラウマ関連症状
不眠	過覚醒，フラッシュバック，悪夢
不安焦燥症状	過覚醒，フラッシュバック
パニック症状	フラッシュバック
強迫症状	過覚醒，感覚麻痺，フラッシュバック
摂食障害様症状	過覚醒，感覚麻痺，フラッシュバック
身体表現性症状	過覚醒，感覚麻痺，フラッシュバック
抑うつ症状	
抑うつ気分	感覚麻痺
悲観的・否定的思考	感覚麻痺，フラッシュバック
精神運動抑制	回避，解離，感覚麻痺
統合失調症様症状	
幻覚妄想	フラッシュバック，解離
自我障害	解離，感覚麻痺
意欲低下，感情の平板化，自閉	回避，解離，感覚麻痺
依存症	過覚醒，感覚麻痺，フラッシュバック，解離
パーソナリティ障害様症状・発達障害様症状	過覚醒，感覚麻痺，フラッシュバック，解離
衝動行為(自傷，自殺企図など)	過覚醒，フラッシュバック，解離

去や最近のトラウマによって引き起こされているのではないかと考えてみることである．つまり「何か恐い出来事があったのではないか」「それによって現在の症状が引き起こされているのではないか」と考えることである．出来事をどのように受け止め，どのように感じ苦しんでいるかという，心の動きを理解していこうというものである．

　1人の患者を前にして，どちらの診かたをとるかによって，見えてくるものは異なり，さらには治療や支援も異なってくる．成人のトラウマや発達障害は，内因性の，固有な病気の症状のように見えたものを，もう一度何かの出来事や状況に反応しているのではないかと考えさせてくれる契機となったと筆者は思う[3]．幻覚妄想や不安抑うつなどの精神症状を，反応性の側面はないかと考えてみるのである．

　トラウマが癒えていないときに，治療や支援の中で過去のトラウマと同様のトラウマが加わることを「再トラウマ化」という．例えば，子ども時代に虐待さ

れた体験があり，学校で体罰があったりすると，トラウマ反応は深刻になる．犯罪被害にあった人に，不用意に事情を詳しく尋ねたりすると，そのこと自体が詰問されるような外傷的体験となり，出来事を生々しく思い出させ，傷口を広げてしまうことがある．女性の性犯罪を，男性がきつい口調で尋ねるなどのことも，同様にぜひとも避けたい．再トラウマ化とは，傷口に塩を塗るようなもので，むしろ傷を悪化させる．

　誤解のないように付言しておきたい．内面に目を向け反応性と理解するという姿勢だけに意味があるのではない．客観的に観察し症状をとらえるという姿勢にも意味があり，両者が両輪のように働いて初めて臨床は成立するものなのである．

3）発達障害の特性は認められないか

　トラウマ反応に気づいたとき，同時に発達障害の特性はないかと考えてみることは大切である．臨床において，両者を同時に認める例は決して少なくはない．だがトラウマ反応に気づくと，そこに目が向き発達障害を見落とすことがある．何かの症状に注目すると，他の症状を見落とすことがある．例えば，夫から DV を受け離婚した後に大量服薬と自傷を繰り返していた 40 代女性は，複雑性 PTSD ではないかと考えられていたが，心理検査を施行したところ，細部へのこだわりが著しく，また耳から聞いて理解することが困難であることがわかった．そして，スタッフの言葉が早口になるとほとんど理解できていないこともわかった．行動上の問題のため，何度も注意され問題を指摘されていたが，そもそも注意の内容は頭に入らず，叱られた・怒られたということだけが伝わり，ますます関係を悪くしていることがわかったのである．

　発達障害があると，対人関係上の問題が起こりやすく（どちら側に非があるかは個々に異なるが，どちらにも非のない行き違いも少なくない），それがトラウマとなりやすい．またトラウマが明瞭に記憶され，フラッシュバックしてきやすい．虐待をはじめとする小児期逆境体験を経験した子どもは，反応性愛着障害のような「他者に対する最小限の対人交流と情動の反応」という対人関係の問題を抱えることがあり，それは臨床的には発達障害との鑑別が困難な場合が少なくない．発達障害とトラウマ反応はしばしば同時にあるのである（どちら

が先かということは，成人になって初めて会う場合にはよくわからないことが多い）．

　トラウマに気づくと同時に発達障害はどうかと考えてみることが臨床的には大切となるのは，気づくことによってその人へのアプローチが変わるからである．前述した女性の場合は，発達障害に気づくことによって，大量服薬や自傷という行動が，人の言葉や周囲の状況が理解できないために起こるパニックのようなものと考えることができ，スタッフがその人に伝わる言葉の話しかた，ルールの伝えかたなどを工夫するようになったのである．

治療と支援をどのように考えるか

1）治療や支援によるトラウマをできる限り作らない

　過去のトラウマの上に治療や支援によるトラウマが加わり，トラウマ反応をより大きく，複雑なものにさせてしまうことがある．精神療法をはじめとする一対一の治療や支援の場面でも，治療者や支援者の言動がトラウマとなりうるし，精神科病院での入院や施設入所でも，さまざまな出来事がトラウマとなりうる．そして，それが精神症状の長期化，遷延化，慢性化の原因となることもある．

　外来診療や生活支援においては，適度な距離感を保つことが大切となる．患者の苦しみに思い入れをし熱心に関わる治療や支援は，過度な期待や依存を引き出しやすく，どこかで失望や裏切られ体験となりやすい．治療者や支援者からみると大変つらそうなので熱心に接していると，患者からぐっと頼られて，堪えきれなくなるというものである．かといって，患者の苦しみに距離をおいて冷静に対応することは，冷たいと感じられることにもなる．筆者は，しつこくない温かさ，押し付けがましくない，ほんのりとした温かさ，というくらいが良いのではないかと考えている[5]．できることとできないことをいつも明確にしておくことが，期待を過度に膨らませないためには大切である．同時に，患者のつらさや苦しみに対する共感をどこかでもち続けていたい．神田橋は「信頼関係がほしい・必要だ，だけど不信は根深い」という基本病理があり，出会う際には，「浅い関係」すなわち「わたしが役に立てばよいですが」と心の中で

呟くのがコツであるという[6]．人（治療者）に過剰に期待し，依存しようとし裏切られるというトラウマ体験を，特に治療や支援において再現，反復しないための指摘と筆者は理解する．

　また，医療保護入院などの強制的な入院においては，さまざまなことがトラウマとなりうる．力でねじ伏せるような入院を避け，できるだけ合意を得ようとする[1,7]．合意が得られない場合でも，問答無用ではなく，入院が必要と考える理由を（そのときは理解されないとしても）きちんと伝えることが求められる．保護室をはじめとする隔離・拘束をやむを得ず行う場合は，「大変申し訳ないが，○○の理由で隔離させていただきます」と理由をきちんと伝える．絶えず相手の立場になって考えることが大切で，視線の位置をできるだけ揃える，患者の話や言い分を聞く，わかりやすく説明する，というようなことが，平凡ではあるが大切となる[2]．中井[1]は，「精神病院に初めて入るということは，それ自身が大変なトラウマであることが多いんですね．治った人で，『鉄の扉が開いて中に入れられて，鍵がかかるその音だけはいまでも耳の底に残っている』という方は少なくない．最初の一週間というのは，普通の病気プラス精神病院への不適応症候群という二つのものが重なりあっていると考えてもいいんじゃないかと思います」と記しているが，入院時の治療者の言葉や態度をはじめ，保護室使用の隔離拘束などがトラウマとなりうる．自戒を込めて，できる限りトラウマを作らないという姿勢が求められる．

　トラウマインフォームドケアとは，医療や教育や福祉において，利用者の抱えているトラウマに気づき，新たなトラウマを作らないように配慮しながら，サービスを提供するというものであり重要な考えかたである[8,9]．

2）「保存的」「支持的」アプローチを基本とする

　精神療法には，病気や障害を薬物療法や精神療法で強力に取り除こうとする「外科的」「切開的」治療アプローチと，病気や障害からの自然治癒・自然回復を最大限に引き出そうとする「保存的」「支持的」アプローチがある．

　トラウマ反応に対する「外科的」「切開的」アプローチには，さまざまなトラウマ処理の技法などがある．エビデンスのあるトラウマ焦点化認知行動療法，EMDRなどである．それはトラウマ記憶にアプローチするという意味では原因

療法と考えることもできる．それに対して，「保存的」「支持的」アプローチは，患者の「苦しい気持ちや状況」に気づき，生活支援なども併用し，少しでも良い体験を増やし健康な部分を膨らませながら，自然治癒・自然回復を引き出そうとするものである[2-4]．もちろん両者は対立的なものではなく相補的なものであり，次章の症例を読んでいただければわかると思うが，筆者は自然回復を引き出す「保存的」「支持的」アプローチが基本ではないかと考えている．「保存的」「支持的」アプローチのほうが，安全であり，治りかたに無理が少ないからである．山下[10]は，日常診療においては「体系的な心理療法よりも，ごく普通の臨床的配慮，あるいは常識的な診療が必要かつ十分であることが多い」と指摘しているが，この「臨床的配慮」こそがまさに求められているものではないだろうか．「治す」という積極的な治療姿勢が時には求められることもあるが，「治る」のを手助けするという治療姿勢が基本的と考えるのである．

　「保存的」「支持的」アプローチが十分でないままトラウマ処理がなされると，効果を発揮しない場合もあるし，時にはそれ自体が外傷的となることもある．また「保存的」「支持的」アプローチが十分になされると，トラウマ処理が不要の場合も多々ある（なお，本書ではトラウマ処理の技法については触れていないので，学びたい読者はほかの成書を参照していただきたい）．

3）まず求められていること
a. 気づく

　不安抑うつ，幻覚妄想，強迫・食行動異常などの前景に出ている精神症状に目が向いていると，同時にあるトラウマを見落としてしまうことがある．トラウマの治療や支援においては，治療者がまず患者のトラウマに気づくことが大切である．患者のトラウマに気づいていないと，日常生活における何気ない言葉や出来事が，癒えていないトラウマを刺激していることや，新たなトラウマ反応を生んでいることに気づかない．トラウマが癒えるためには，どのような治療や支援が必要かということを考えることができない．治療者が「大変つらい思いをしたのだろうな」という思いをもちながら話を聞くことは，それが言葉にされなくても，にじみ出るように伝わるものである．

　現病歴や生活歴を聞いているとき，また何気ない話題で話し合っているとき

に，話が突然止まってしまうことがある．例えば，中学時代のことを聞いたり仕事のことを聞いたときに，突然話が止まってしまうという場合は，そこに何らかのトラウマ体験があり，質問をきっかけにフラッシュバックが起こり始めている可能性がある．

10年ほど前から仕事ができなくなり，不安やパニックが起こるようになっていた女性に，最後の仕事の内容を尋ねた瞬間，話が止まってしまった．それだけでなく，目に涙を浮かべ呼吸も乱れてきた．現病歴から生活歴へと自然に尋ねていたのだが，その変化に気づき，「ここはパスしましょう」と話して，次の話題に移った．患部に直接触れてしまったのである．女性は，まだ頻繁に職場での出来事を思い出していると思われた．

話したくないことや，話していて嫌な感じが湧くようであったら，話さないほうがいいと，前もって伝えておくことが大切である．

b. トラウマの形（かたち）について尋ねる

トラウマ反応は，まずは形（かたち）から尋ねる．内容については慎重に扱いたい．例えば，繰り返し恐い出来事がフラッシュバックするという形を確かめる．そのとき，どんな気持ちになるか．恐いとか苦しいとか嫌な気持ちなるとか，同時にドキドキしてくるかとか息苦しくなるかなどを尋ねる．しかし，フラッシュバックの内容については，少なくとも最初には尋ねない．

筆者はよく，「つらいことや恐いことが，あったかなかったかだけでも教えてもらえませんか」などと尋ねている．さらに「そのことを繰り返し思い出して恐くなる？」「ありありと思い出す？」と尋ね，PTSD症状の形（かたち）を確かめていく．「いつ頃のこと？」とか「どんな感じの出来事？」「人間関係でつらい出来事があったとか？」などと，ざっくりと聞くのがよい．詳細に内容について尋ねていると，それが新たなフラッシュバックを誘う場合がある．

c. トラウマのつらさに共感する

フラッシュバックがあるとわかれば，フラッシュバック⇒悪夢⇒過覚醒⇒回避などと尋ねていくと，その人のトラウマがぼんやり見えてくる．その際，筆者は病気としてのPTSDの形をとらえ，内容は概要にとどめることが多い．

「昼間につらい体験が思い出されるのは苦しいでしょうね」「悪夢を繰り返し見るのは苦しいでしょうね」などと，まずは体験の形に共感を示す．

　フラッシュバックという体験は，ふいに無理矢理，出来事が鮮明に，感情を伴って蘇るものであり，とても苦しい体験である．フラッシュバックというもののしんどさに共感することが大切である．この形への共感は受け入れられやすい．

４）トラウマを話すかどうか

　本人の側からいえば，「トラウマ体験について話したほうがよいか，話さないほうがよいか」，治療や支援する側からすると「話すことを促したほうがよいのか，促さないほうがよいのか」は大きな問題である．

a. トラウマ体験を話すか話さないかは患者の決めることである

　トラウマ体験は話されないことが多い．患者にとって，トラウマ体験やトラウマ反応は，病気の症状などではなく人生の悩みや苦しみであり，主治医に「症状として話すようなものではない」と思われていることもある．また，「自分が悪かったから」「自分が弱い人間と思われたくない」「話すのは恥ずかしい」などの，自責の念や恥の感覚をしばしば伴い，話されない場合も多い．

　「外傷体験について語ることを躊躇している患者を語らせるように促すことは，PTSD 発症のリスクを下げることはなく，むしろ上げることになる」[11]という指摘のように，トラウマ体験を話すように促すことには慎重でありたい．

　筆者は，話すかどうかは本人の選択することであり，支援する人が決めることではないと考えている．どんな場合でもそうであるが，患者から合意なしに秘密を奪いとってはならない．

b. トラウマ体験を過剰に話す人には，心の中に秘めておくことを提案する

　当初からトラウマ体験を自分の悩み・苦しみとして話す人もいる．苦しみのあまりだとは思うが，初対面の治療者にトラウマ体験を詳細に話そうとする人もいる．時には話し過ぎではないかと心配になる場合もある．そのような場合，トラウマ体験を話すことによりその体験が活性化し続け，トラウマが癒えるこ

とにつながらないことがある．身体の傷口に触り続けると，血がにじみ出て，なかなか傷が癒えないのと同様である．この場合は，話すことに少しブレーキをかけたほうがよい．心の中にしまい，秘めておくことを提案するのである．

　治療経過の中で，本人がトラウマ体験を話し始めたときでも，「詳しく話していると，苦しさが蘇ることがあるけど大丈夫ですかね？」「これ以上は，今日は話さないほうがよいかもしれませんね……」などと声を掛ける．それでも「大丈夫です」と話し続けるときには，話を聞き，受け止める．ただ，「大変だったね．でもつらい話だから，無理に話さないでね」と時折，ブレーキをかけながら話を聞く．また，トラウマ体験を言葉で話す機会はたびたびでないほうがよい．トラウマを人に話し伝えることで楽になることもあるが，トラウマを活性化させることでもあるので，気をつけておきたい．

c. トラウマ体験を心の中に秘めている人には，話すことを提案することもある

　トラウマ反応の形がわかり，十分に信頼関係が築かれたうえでのことではあるが，タイミングを見て「もし良かったら，どのようなことがあったのか，教えていただけませんか」「話せることだけでよいので，教えてもられませんか」などと尋ねることもある．身体のケガでいえば化膿して腫脹・発赤し，切開して膿を出すことが必要なときがあるように，その人の心の内に抱えているトラウマ体験がその人を苦しめているときには，人に話すことが苦しみを少し和らげることにつながるときがある．信頼できる人に話し受け止めてもらうことで，心の痛みがいくらか和らぐのである．また話すことによって，トラウマ体験をより明確に捉え，いくらか距離をおいて客観的に見ることもできる．

　言葉にすることによって恐い出来事を明確にし，そのことを受け止めていく場合もある．逆に，言葉にしないままそのつらさを受け止めていく場合もある．さらにもう一つは，恐い出来事を話さなくても，それ以外の何か，例えば雑談などをしているうちに，次第に言葉で話されるという場合もある．実際は，これが一番多いように思う．言葉にするつもりはなくても，信頼関係ができると，あるとき，言葉になることがある．しかし，その際も，話す主導権は本人の側にあること，話しすぎると後で苦しくなる場合もあることなどを伝えておく必要がある．

　言葉にすることが馴染む人もいれば，言葉にすることが馴染まない人もいる．それは，どちらかが優れているという話ではない．支援は，その人を変えるためのものではなく，その人がその人らしく生きることを支えるものである．自分の価値観や考えかたを押し付け，その人を変えるものではない．もちろん，支援を受ける中で，変わっていく人たちはいる[5]（この点については第3章を参照のこと）．

5）安全で安心な関係・環境を提供する
　　―穏やかな，平和な雰囲気が大切となる

　治療者や支援者と安定した関係を築き，元気になっていく人は少なくない．だが，トラウマ反応の程度が強くなると，特に人から危害を加えられたというようなトラウマの場合には，治療者や支援者と安定した関係を築くのが困難となる場合がある．周囲の人や環境に対する安心感が乏しく，助けを求めて近くなりすぎたり，警戒や不信のために距離が遠くなったりと，対人関係も不安定になりやすい．治療者や支援者に依存的な反面，その言動を敏感に被害的に受け止めやすく，治療関係，信頼関係を維持することがなかなか難しい．だが，患者が一番に求めているのは，それまでの人生で十分に体験できなかった，人との安全で安心な関係や環境なのである．そのような関係や環境を提供することこそが治療であり支援になるのである．

　診察室や面接室などではしばしば，治療者・支援者と患者が一対一で向き合う．一対一でも，現実生活の困りごとを相談するなどの話題があるときは，2人でそれを眺めるように話し合うことができる．それだけでなく，例えば作業療法で何かを作るというように，具体的に介在するものがあると，治療者や支援者と患者のコミュニケーションや関係が安定してくるように思う．何かをしながらのコミュニケーション，すなわち「ながら」コミュニケーション[5]が関係を安定させやすい．

　そのような介在するものがないと，患者は治療者や支援者に対して「あなたは，本当に私のことを心配してくれているのか」「あなたのことを本当に信頼してもいいのか」などという猜疑心や不安，不信が湧いてきやすい．つまり治療者や支援者と患者の「関係」を問うようになるのである．それは，しばしば終わり

のない問いになってしまう．

　もちろんこのようなやり取りや会話が大切なのだが，それと同時に大切なのは診察や診察室の雰囲気である．当たり前ではあるが，人から傷つけられた体験をもっている人たちは，治療者や支援者に対しても敏感であり，何気ない言葉や態度に傷ついてしまいやすい．診察室の，ピリピリ，トゲトゲ，イライラといった雰囲気に敏感なのである．言葉や雰囲気に対する感度が，治療者や支援者よりも高い．治療者や支援者が問診する・尋ねる姿勢や態度は，しばしば相手に何らかの返答を求めるものとなりやすく，圧迫感を与えやすい．患者が答えやすい質問をする．その人の生活が浮かび上がってくるような，具体的な質問をする．しんどい現実だけでなく，ほっとする時間や楽しみや趣味を尋ねる，なども大切となる．

　治療者や支援者の表情や態度，口調・語調などが穏やかであることは，とても大切である．穏やかに振る舞い，診察室や面接室という場が穏やかで平和であり続けるということが大切なのである．それが，患者が安全感・安心感を抱けるようになることにつながっていくものと考えている．

　（なお，筆者の考えるトラウマの自己対処法については，『ぼくらの中の「トラウマ」』[5]に記している）

6）生活を支援する

　トラウマを抱える人たちの治療は，診察室の中での診療によって完結するものではなく，医療や福祉機関が中心となって生活を支援していくという，幅広いネットワークが必要となる．精神症状だけでなく生活能力も落ちていることが多く，訪問看護やヘルパーをはじめとする，医療・福祉サービスによる支援が大切となる[12,13]．

　筆者は，トラウマの治療と支援の基本は，安全で安心できる環境を提供することであり，日々の生活の質を少しでも向上させていくことにあると考えている．児童青年期でもそうだが，成人期でも同様である．支援のネットワークを組む相手は異なるが，どのようなネットワークを組むかが大切となる．村瀬[14]は「全体状況を把握し，多領域・多職種との円滑な連携を図り，その前提のうえで求められる専門的なスキルを発揮しながら個々のケースに当たる」という「総

合力」を心理職は求められると記しているが，それは，医師をはじめネットワークやチームに関わる全ての職種に求められている．全体状況を把握しながら，それぞれの専門的スキルを発揮することを求められているのである．

　ネットワークを組む際には，トラウマを抱える利用者は敏感で，不信感や被害感を抱きやすい人であると，関係者全員が認識しておく必要がある．そのため，支援が必要なのにそれを拒否し，支援が途中で切れてしまいやすい．だからこそ，彼らの言動に一喜一憂せず，生活場面における掃除や買い物などの具体的な生活支援を粘り強く行っていく必要がある．生活が次第に安定し支援を介して安定した関係がもてるようになることが，生きる基盤を整えることであり，実は大切な心理療法になるのだと思う．

　その際に，何よりも大切なのは，直接支援している人が，孤立したり疲弊したりしないように，支援者全体でバックアップしていくことである．トラウマを抱えている人たちは，「生きていくのが不安で苦しんでいる人たちではあるが，その人たちを支援するのはなかなか難しいことなのだ」と皆で認識し，誰かに負担がかかりすぎていないかなど，ネットワークが綻びないように，常に気をつけておきたい(これについては，第4章で詳述する)．

トラウマ反応の経過・予後

1）治療や支援に対する反応

　前述したようにトラウマ，特に複雑性 PTSD とよばれるようなトラウマをもつ人たちは，治療者や支援者に対して，敏感で，不信感・被害感を抱きやすく，安定した関係を築きにくい．

　治療や支援に対して，しばしば起きる反応には次のようなものがある．

a. 一触即発することがある

　初回の診察のときに，ちょっとした言葉に反応し，怒りを爆発させてしまうことがある．不安・抑うつ，希死念慮を訴え受診したある患者は，前医で多量の抗不安薬・睡眠導入薬を処方されており，「私はそれでないと眠れない．それを出してくれないと，私は一睡もできない」と同じ処方を求めた．「不眠がいく

ら強いとしても，このように強い作用の薬を飲むと害がある．安全な薬に変え
ていきましょう」と提案したが，「それがないと死んでしまう．先生，私がどう
なってもいいのですか」と言う．「あなたが少しでも元気に生きることを応援す
るのが治療です．この薬は出せません」と答えた瞬間，怒りを爆発させ，しばら
く筆者を責め，「こんなひどい医者とは思わなかった！　これは診察とはいえ
ない．お金は払いません！」と席を立ち帰っていった．「どうしたらよかったの
だろうか」と考えこむ，後味の悪い出会いだが，多くの医師が経験する 1 つの
パターンである．何とか治療に繋ぎ留めたいとは思うのだが，なかなかうまく
いかない．この患者の場合は薬であったが，些細な一言に反応し怒りを爆発さ
せ，1 回の診察で終わってしまう場合もある．治療者の側からいえば，気づき
にくい「地雷を踏む」ようなものでなかなか難しいが，患者の中には，治療者の
言葉が過去のトラウマを思い出すリマインダーになっている場合もあるので気
をつけたい．

b. 診察医・医療機関を繰り返し変更することがある

　数人の医師が同時に診察し，曜日によって担当医師が替わるような医療機関
の場合，1 人の医師に数か月通い，「やむを得ない事情」などで別の曜日の別の
医師に通うというような，医師を転々とする場合がある．あるいは，クリニッ
クや総合病院でも 1 人で診療している医療機関であると，気がつくと違う医療
機関に変わっている場合がある．4〜5 か所の医療機関を受診している人もま
れではない．これらの場合は，治療者の言動の何かに不信感を抱くのであるが，
それが言葉では話されず，診察医・医療機関を替えるという行動となるのであ
る．

c. サービスを替えていくことがある

　訪問看護や訪問ヘルパーなどの支援サービスの利用においても同様のことが
起こりやすい．看護師やヘルパーに対する不満や苦情を訪問看護ステーション
などに話し，担当者の変更を要求するといったことが繰り返し起こることがあ
る．逆に，訪問看護や訪問ヘルパーが信用できなくなり，突然転居し，サービ
スを全くリセットしてしまう患者もいる．中には転居を繰り返している人もい

る．このように支援者を変更する人の支援もなかなか難しい．筆者は，ネットワークも大切であるが，バトンを渡すような支援も大事ではないかと思うようになった．自分のところだけでと張り切りすぎると，その熱意が相手を不安にさせる．野球の先発，中継ぎ，リリーフのように，バトンを渡すように繋いでいくという治療や支援もあるのではないかと思う．ネットワークを張り，時にバトンを渡す，というものである．

d. 土地を替えていくことがある

　あるDV被害者は，遠方から縁もゆかりもない筆者の土地にやってきた．別れたパートナーに知られるのを恐れ，これまでの経過も不明なところが多かった．数か所の土地で精神科医に診てもらっており，郵送されてきた紹介状のコピーだけが情報源であったが，診る医師によって診断名も処方も全く異なっていて驚いた．PTSDをはじめ，統合失調症，気分障害，不安障害など多様で，薬も多剤多量のときもあれば，一剤少量というときもあった．おそらくDVはあったのであろうが，そのこと自体を疑っている医師もいた．だが，全国を転々としている女性の軌跡は，恐い体験をしたことと，どこにいても安全・安心を感じられないことを証明しているのではないか，と筆者は思った．そして，1年あまり経って，ふっと女性は次の土地に移る紹介状を筆者に求め，去っていった．このときも，バトンを渡す気持ちで，祈るように紹介状を書いた．

2）トラウマ反応は環境の影響を受けて変化する

　トラウマ関連症状は，その人のおかれている環境に影響を受けて変化する．トラウマを受けたときと似た場面や状況が，引き金（リマインダー）となりトラウマ関連症状を賦活する場合もある．前述した症例①，症例⑤の場合では児童・思春期に受けた「いじめ」が，いったんは和らいでいたが，職場の「いじめ」を受けることによって，再びフラッシュバック，対人緊張，被害念慮などが活発となった．これらの「いじめ」は客観的にどの程度のものであったか判断できたわけではないが，主観的には「いじめ」を体験されていた．当たり前のことではあるが，穏やかで安全な環境はトラウマ関連症状を和らげ，負荷の多い環境でトラウマ関連症状を活発にする．逆にトラウマ関連症状が認められるとき

は，現在，何か負荷になっているものはないかと考える必要がある．

50 代女性
―抑うつ状態＋アルコール依存

　母親の介護とともに，トラウマ関連症状が活発となった例．

　長引く抑うつ状態で受診．診察時，確かに抑うつ的ではあるが，口調と振る舞いが過剰なくらい礼儀正しいのが印象的であった．よく聞いていると，昼間1人でいると不安で寂しくなり，アルコールを飲み始めると止まらないということでもあった．深夜に1人で飲むこともあるという．抑うつ状態には変動があり，抑うつが少し改善したかと思うと，すぐに悪化することを繰り返した．何か思い当たることはないかと尋ねると「ない」と言う．だが，施設に入所している母親に会いに行くと，その後，調子が悪くなるようであった．「母親にきつく叱られたり問い詰められたりして，自分がダメだ，自分が悪いと責めてしまう」と話した．

　何度も繰り返すので，「母親に会いに行くのをやめたらどうか」と提案した．しかし，「母を放っておくと可哀そうで，どうしても行ってしまう」と行くのを止められなかった．そして，会うと母親に責められ，自責的・抑うつ的となることを繰り返した．女性の感じかたが敏感なのではないかと考え，親族に尋ねてみたが，やはり母親が女性に厳しく当たっているのは事実のようであった．女性は「幼い頃，母親はいつも怒っていて恐かった．今，よくいわれている虐待と同じ．でも，いつも私が悪いからと責めていた．そして，いい子にならなければと思っていた」という．言葉の暴力だけでなく，激しい体罰と養育の放棄のようなものもあったらしい．

　自分自身や生きることに対しての否定的な考え，不安と自信のなさが続いているだけでなく，時折，自己破壊的な衝動も出現し不安定であったが，これらは女性の幼児期から続くトラウマからくるもの，すなわち人への信頼という生きる基盤が揺らいでいることによるのでないかと想像した．

　抗うつ薬を使っていたが，あまり効いたという印象はなかった．不眠に対し

ては，眠気のある抗うつ薬や睡眠導入薬もいくらか効果はあるように思えたが，薬とアルコールを同時に飲むことにより，健忘などが出現しやすかったため，できるだけ少量を心がけた．

　女性には，「母親に会わないこと」「あなたは悪くないこと」「自分を守らないといけないこと」などを繰り返し話した．女性はゆっくりと安定していったが，それは女性が少しずつ母親と距離をとれるようになったことと，母親が高齢になり女性を攻撃する力が弱まったことが大きかったと思われる．筆者の繰り返しもいくらかの役に立ったかもしれない．

この女性の場合，20代の頃から母親と物理的に距離がとれ，比較的安定した時期を過ごせるようになっていたが，40代後半になって再び接触が増え，①母親の世話⇒②母親からの攻撃⇒③自責・抑うつ，を繰り返していた．母親と接触することをやめるように何度も働きかけたが，診察室では同意するものの，自宅に帰ると，母親を世話しない自分を責め，接触することを繰り返すのであった．母親の非難に呼応するように，女性の自己評価は低く，また母親の言葉が繰り返しフラッシュバックし，自己否定的な広い意味での自傷行為が繰り返された．女性に役立ったと思われたのは，前述したことに加えて，日々の生活の中にささやかな楽しみが増えていったことや，生活が刺激の少ない規則正しいものとなったことであった．薬やアルコール以外に，心を落ち着かせるものを見つけていったのである．

3）トラウマの治癒とは

　PTSDは，「未治療の場合，おおよそ30％の患者は完全に回復するが，40％にはわずかな症状が，20％には中程度の症状が残存し，10％はまったく改善しないか増悪する．1年後には約50％の患者が回復に至る」[11]という．

　トラウマ反応の回復・治癒について，中井・山口は「外傷神経症の治癒のしかたは，幻聴や妄想や強迫のように，消えてなくなるのではない．症状が与える打撃力が弱まり，人生を邪魔をする程度が少なくなり，症状の現れる間隔が間遠になり，意識的自我の記憶の中心から隅に移動し，恐ろしいものから平凡

で退屈なもの，滑稽なものへと評価が変わることが治癒である」[15]と記している．重要な指摘である．それは，ありありとした記憶が心の「古傷」になるということだが，それには心の体力をつけながら，時間を待つというような養生が求められているのだと思う[3]．

■ おわりに―治療者・治療スタッフのトラウマ

　外来や病棟のスタッフが，患者や家族に，大きな声で脅される，暴力を受けるといった体験をすると，それがトラウマ体験になり記憶に残り，再体験をしたり，悪夢やフラッシュバックしてくることがある．その患者や家族が，再びやってくると思うと，恐くなり，外来や病棟の勤務を避けたくなる．似たような患者や家族の診療を避けたくなる．治療者・治療スタッフのトラウマである．自身も含めて，臨床においては，まれならず経験することである．これも，人間であれば誰にでも起こりうるものである．

　その際には，「その治療者やスタッフが『弱い』のではない」という理解を共有し，安心して治療やケアができる体制，治療の土台を作る必要がある．治療者・治療スタッフを護ることも大切な課題である．治療スタッフや支援スタッフの安全・安心のうえに，初めて患者の安全・安心というものは成り立つのである．

【引用文献】
　1) 中井久夫：徴候・記憶・外傷．みすず書房，2004
　2) 青木省三：こころの病を診るということ―私の伝えたい精神科診療の基本．医学書院，2017
　3) 青木省三：反応性からみた成人期の自閉スペクトラム症．内海　健ほか編：発達障害の精神病理II．星和書店，2020
　4) 村上伸治：現場から考える精神療法―うつ，統合失調症，そして発達障害．日本評論社，2017
　5) 青木省三：ぼくらの中の「トラウマ」―いたみを癒すということ．筑摩書房，2020
　6) 神田橋條治：複雑な PTSD の治療手順．精神療法 45：329-335，2019
　7) 星野　弘：新編　分裂病を耕す．日本評論社，2017
　8) 亀岡智美：子ども虐待とトラウマケア―再トラウマ化を防ぐトラウマインフォームドケア．金剛出版，2020
　9) 野坂祐子：トラウマインフォームドケア．日本評論社，2019

10）山下　格：精神医学ハンドブック　第7版―医学・保健・福祉の基礎知識．日本評論社，2010

11）B. J. Sadock, S. Ahmad & V. A. Sadock eds：Kaplan & Sadock's Pocket Handbook of Clinical Psychiatry, 6th Edition. WOLTERS KLUWER, 2019（岩脇　淳，仙波純一監訳：カプラン臨床精神医学ハンドブック第4版―DSM-5診断基準による診療の手引．メディカル・サイエンス・インターナショナル，2020）

12）村瀬嘉代子：心理療法の気づきと想像―生活を視野に入れた心理臨床．金剛出版，2015

13）滝川一廣：子どものための精神医学．医学書院，2017

14）村瀬嘉代子：ジェネラリストとしての心理臨床家―クライエントと大切な事実をどう分かち合うか．金剛出版，2018

15）中井久夫，山口直彦：看護のための精神医学　第2版．医学書院，2004

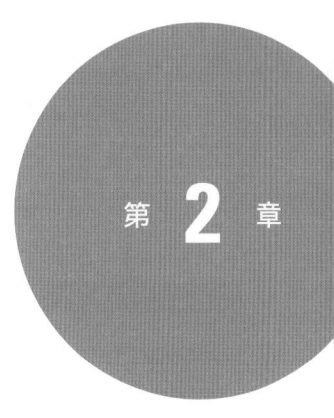

第 **2** 章

症例集

非定型うつ病として復職デイケアに紹介された30代男性

1 非定型うつ病？
未熟パーソナリティ？

受診の経緯

うつ病で休職中の30代男性．当院にある復職デイケアに通所を希望され，精神科クリニックから紹介．診療情報提供書には，診断名として"非定型うつ病"と記されていた．その診断の理由として，本人が上司や同僚に対して他罰的な発言をすること，また職場に行くと不調を訴え出勤を取りやめるという回避的な傾向があること，そして休職後は抑うつ症状を認めず旅行などを楽しんでいることが挙げられていた．

▶ 現病歴

大学院卒業後，技術者として就職した．研究部門に配属され，数年間は問題なくその仕事に従事していた．その後，大きな研究チームに配属され，チーム内の業務分担の調整を行う役割も与えられた．チーム内に性格的に合わない同僚がおり，その同僚と関わらないようにしたため，業務に支障が生じるようになった．それを同僚などから注意を受けたり，不満を言われるようになったが，本人は全く意に介さなかったため，本人と同僚の軋轢はさらに大きくなり，その結果時に同僚に激しく叱責されるようになった．状況を知った上司が本人と同僚の間に入って話をしたが，本人は納得しなかった．この頃から，同僚と話をすると動悸や意識消失が起きるようになり，やがて意欲低下，食欲不振，不眠などの症状も出現した．精神科クリニックを受診し，うつ病の診断で自宅療養が必要であると判断され，休職となった．休職し，抑うつ症状は軽快したため，休職3か月後に復職を試みるが，会社に到着しただけで動悸がしてしまい，そのまま自宅に帰る，といったことを繰り返し，いまだ復職できずにいる．一方で休職中の自宅での生活は全く問題がなく，時に趣味の鉄道写真を撮るため

に，遠方に撮影旅行に行くこともあった．

▶ 初診時

　本人の表情，身なりともきちっとしていた．そして，はっきりと「会社の同僚が問題のある人で，その人が原因で私はうつ病になりました」「上司にその同僚とは仕事を一緒にできないので，仕事はできませんと伝えましたが，聞き入れてもらえませんでした」と述べた．話しぶりは，全体として断定的で，いったん話し始めると，一方的に語った．意識消失をしたときのことを伺うと「『あなたとは仕事はできません』と同僚に言ったら怒鳴られました．そうしたら頭の中が真っ白になってしまって，その後のことはよく覚えていません」と述べた．これまで何回か復職を試みて，会社へ行く練習をしたが，通勤の電車の中にいるときから緊張感が強くなり，職場の前に着くと動悸がするため，職場に入ることができなかったとのことだった．

　復職デイケアを始めるにあたって，現在の状態を聞いたところ，「身体もメンタルも全く問題ありません」とはっきり述べた．また日中の生活も，食事，睡眠に問題なく，鉄道写真の撮影などの趣味を積極的に行っており，活動性も下がっておらず，抑うつ状態とはいえない本人の状態をさらに詳しく評価するため，生活史の聴取を行った．

▶ 生活史

　両親と3歳年上の姉がいる家庭で出生した．父親は頑固で，本人によると，何かあるごとに厳しく叱られていたという．幼少の頃から一人遊びが多く，友人と遊ぶことは少なかった．幼少期より鉄道に強い興味をもち，車両の名前などは全て覚えていた．小学校では成績は良かったが，変わった子といわれることが多く，休み時間はほとんど図書室に行き，1人で本を読んでいた．小学校の担任が，周囲と一緒に行動しない本人を激しく叱責したため，小学校は楽しくなかった．高校は地元の進学校に進学したが，部活などはせず，友人もいなかった．その後，大学の工学部に進学．大学在学中，コンビニのアルバイトに就くが，アルバイト先の上司に叱責されたため，1か月で辞めた．大学内には友人はおらず，プライベートの対人関係は，趣味の鉄道写真で知り合った人と

若干の交流がある程度であった．大学卒業後，大学院に進学するが，担当の教授と合わず，研究室を2回変更した．大学院を卒業後，現職場である会社に技術者として就職をした．仕事では，1人で淡々とこなす仕事は得意であったが，複数の同僚と話し合いながらする仕事は苦手であった．

▶ どう考えたか

　本人の生活史や現病歴，初診時の本人の状態から，この患者の背景には発達障害の傾向があると考えた．そしてその特性から，場の空気が読めず，相手がどう思うか配慮せずに，はっきりと自分の意見を言ってしまうために，上司や同僚に対して"他罰的"と感じさせてしまう発言をしているのではないか，そしてその発言により上司や同僚の怒りを買ってしまい，激しい叱責を受け，その際，どう対応していいのかわからなくなってしまい，パニックを起こし，動悸や意識消失を起こしているのではないかと考えた．そのうえで，復職デイケアでは，通常のリワークプログラムを行うことに加え，本人の特性や，それにより今まで起こってきた対人関係の状況の評価とその振り返りを本人と話し合うこと，復職に際して，本人の特性に合わせた配慮を行えるような職場調整を会社側と行う方針とした．

▶ トラウマに気づいたとき

　復職デイケアでのグループワークのプログラムでは，一方的に話し続けることが多く，話を止めないと止まらないことが多かった．また他のメンバーの話はあまり聞いていないようであり，コミュニケーションが一方的な印象を受けた．一方で，作業を行うプログラムではとても集中し，作業の質，量ともにとても高い能力を発揮した．そのような中，コミュニケーションがやや一方的であるため，他のメンバーが苛立ち，本人にそのことを強く指摘したところ，動悸と軽い過呼吸が出現した．そのときのことについて本人に話を聞いたところ，「（他メンバーのような）年上の男性とはうまく話せないんです．また，年上の男性から強く言われると，いつも胸が苦しくなったり，時に記憶がなくなったりするのです」と述べた．今まで，そうなった人は誰かと聞いたところ，「父親や，小学校の先生，研究室の教授とか，あと職場の同僚も年上で，同じよう

な状態になりましたね」と述べた．今までの生活の中で，年上の男性に強く言われると，このような反応を起こし，この原因として，過去に年上の男性から叱責を受けたことによるトラウマがあると考えられた．

▶ その後の経過

　本人の診断的評価を行うため，心理検査を施行したところ，発達障害と判断できる結果となったため，生活歴や経過，本人の状態も加味し，診断を発達障害に変更し，本人にその診断と特性の説明を行った．本人はその説明に対して「今まで，対人関係がうまくいかなかったのは，自分のこういった特性から来るものだったのですね」と納得をしていた．そのうえで，今後，復職を検討していく際に，本人の特性にあった形で仕事ができるように職場と調整を行うこととした．そして，職場の人事担当と産業医に対して，本人の同意を得て，本人の特性を伝え，できることなら，他者との調整や交渉を行うような仕事ではなく，1人で淡々とできる仕事が本人の能力を最も発揮できる可能性があることを伝えた．職場は本人の復職に協力的であり，1人で行うことができる機器の保守をする仕事に本人を配属した．その後，職場の時短勤務を経て復職し，調子を崩すことはなく，仕事もしっかり継続している．

考察

　背景に発達障害があり，幼少期より対人コミュニケーションにおいてやや困難な状況があり，そのため親や学校の教師から強い叱責を受け，そのことをトラウマとして抱えていた症例である．そのため，年上や目上の男性から叱責されると，トラウマ反応として動悸や解離性の意識消失，反応性の抑うつ状態が出現していたと考えられる．発達障害者やその傾向がある人は，過去の体験をトラウマとして抱えやすい．本症例では，相手の気持ちを配慮せずにはっきり自分の意見を言ってしまうという発達障害傾向からくる発言が"他罰的発言"ととらえられ，また，トラウマ反応としての解離性の意識消失や，パニック症状が，"回避的なうつ病の症状"ととらえられ，"非定型うつ病"と診断されていた．

　近年，定型的なメランコリー型のうつ病に対して，他罰的傾向や回避的傾向，

未熟性なパーソナリティを特徴とした非定型なうつ病が増加しているといわれ，さまざまな議論がなされている．しかし，このような非定型なうつ病といわれるものの中には，本症例のように，うつ病というよりも，発達障害やトラウマの問題が，非典型，非定型なうつ病に見える状況を作り出している例もあると考えられる．そのため一般臨床において，このような非典型，非定型的な病態に遭遇したとき，その背景に発達障害やトラウマの問題があるのではないかという視点をもつことはとても重要である．そして，こういった視点をもつことは，発達障害に対する環境調整や配慮，トラウマに対応するという視点につながり，本人の状態，状況に合わせた，より良い支援や治療を検討するために重要となる．

2 苦しいのは当たり前

20代後半の女性．2年ほど通院していたクリニックから入院を勧められた
ため当院を受診した．渡された紹介状には「境界性パーソナリティ障害＋
統合失調症」の診断名があり，最後の一文には「治療関係の崩壊があり，外
来治療は当院では限界です」と記載されていた．彼女の両腕には数え切れ
ないほどのリストカットの痕が残っていた．

▶ 生活歴

　幼少期から，父親に性的な接触をされていた記憶があると語った．その後両
親は離婚しており，母親も事実関係を把握していないため，真偽の程は定かで
はない．小学校の中頃からいじめに遭うようになり，ストレスから吐き気が出
る，耳が聞こえなくなるなどの症状が出現した．しかし当時は家族の理解が乏
しく，学校を休むことは許されなかった．そういった身体症状を抱えながらも
何とか通学し，保健室登校や早退をして家族に叱責されながらもかろうじて
日々を過ごしていた．いじめは中学生になっても続いており，この頃からリス
トカットに手を出し始めた．血を流すことで何とか心のバランスを保っていた
が，次第に情動の不安定性がみられるようになり，易怒性の亢進，興奮がみら
れるようになっていった．ついに家族だけでは対応しきれなくなったところか
ら，精神科への通院が始まった．リストカット痕を同級生に見られてさらにい
じめが激化するなど穏やかではない状態が続いていたが，当時の主治医の支え
もあって中学・高校と卒業．その後もリストカットがなくなることはなかった
が，アルバイトをしたり，恋人と同棲をしたりとまずまず安定した生活を送っ
ていた．20代も半ばにさしかかった頃，ある男性と結婚した．幼少期の性的虐

待は定かではないが，いじめに続いて少なくとも2つ目のトラウマ体験が，そこから始まった．DVである．

　事あるごとに暴力を振るわれ，「お前が悪いからこんなことになるのだ」と叱責された．顔も含めて全身アザだらけになり，気を失うほど首を絞められるなどまさしく死を感じるほどの暴力も日常茶飯事だったようである．「離婚をしたら殺してやる」の言葉に縛られて長らく耐え忍んでいたが，「このまま生きるくらいならばいっそ殺されたほうがよい」と決断し，思い切って離婚をした．この頃主治医の転勤などに伴っていくつかクリニックを転々としているが，当時の紹介状には双極性感情障害，解離性障害の診断名とともに，「男性の声で汚い・臭い・死ねと聞こえたり，子どもの笑い声やいじめる声が聞こえるようです」と書かれている．このあたりの症状を拾って後に統合失調症の病名が追加されていったのだろうと思われる．

　離婚後も精神状態は悪化の一途をたどり，リストカットに加えて過量服薬も出現していった．対応に苦慮した家族は次第に主治医を責めるようになり，自傷を繰り返す患者をクリニックでは抱えきれず，当院へ入院目的で紹介の運びとなった．

▶ 初診時

　表情は固く警戒しており，口数も少ないため診察はスムーズに進まなかった．やむを得ず生活歴は母親に尋ね，本人は気が向いたときに一言二言口を挟む程度であった．

　受診になった経緯を尋ねると，「前主治医から入院を勧められたから来た」，と言う．どうして入院を勧められたのかを聞くと，「自傷を繰り返すからだと思う」，と答えた．いじめやDVのフラッシュバックが起こると耐えられなくなり，希死念慮が増悪．死にたい気持ちを抑えるためにリストカットや過量服薬に走ってしまうのだ．どうやらフラッシュバックの頻度はどんどん増えてきており，今でも大きな音や男性の声に反応してしまうことがあるそうだ．

　離婚して2年が過ぎようとしているがどんどん症状が増えていく．何か理由は隠れていないかと，詳しく尋ねていった．

　現在は母親，兄と三人暮らしをしており，家族仲は良好．金銭的に不安定さ

はあるものの食べるに困るというほどではない．そのほかに生活面で困っていることも特になく，元夫から連絡が来たりするようなことも一切ないということだった．強いていうならばフラッシュバックで混乱して暴れてしまった際，兄が手足を抑えることがあり，それは怖さが強まるらしい．しかしそれだけで症状がどんどん増悪することがあるのだろうか．何かほかにヒントはないかと，日中の過ごしかたを聞いてみた．日中は家族が仕事に出ており1人になる．食事は吐き気であまり食べたくもならないので，ひたすら家で寝ているらしい．

　これといった増悪の誘因は見つからず，少し話題を変えてみようと仕事歴について聞いてみた．短期のアルバイトをいくつかしたぐらいで，結婚してからはアルバイトも辞めていた．離婚してしばらくしてからは，現在の仕事を続けているとのことだった．

　今の仕事？　日中寝て過ごしているのに，何の仕事だ？　と思って聞いてみると，事もなげに答えてくれた．

「風俗店で働いています」

なるほどそういうことかと，腑に落ちた瞬間だった．

▶ その後の経過

　診察は母親または女性看護師が必ず同席するように配慮をして行っていった．

　風俗の仕事に関しては，半ば投げやりな気持ちで始めたこと，仕事中は自分を必要としてくれていることが嬉しいときもあること，一方で乱暴な客も多く苦痛を強く感じていること，などを話してくれた．決して悪い面ばかりではないのだが，しかし今は心の休息が必要なときであり，男性恐怖と風俗の仕事は両立が難しいことを説明し，仕事を辞める運びとなった．

　その後も外来に定期通院をし，フラッシュバックの頻度は少しずつ減っていった．少なくとも初診のときに困っていた過量服薬は全くなくなり，リストカットの回数も減っていった．受診当初は吐き気で食事がほとんど食べられない日々が続いていたが，それも少しずつ改善し，むしろ主訴は体重が増えることが困る，に変わっていった．

　主治医との関係性もずいぶんとできあがり，診察室でも時に笑顔で話したりもしてくれるようになっていた．しかし通院を始めて半年ほど経ってから，「し

んどい，動けない」という訴えが中心に変わっていった．診察室での受け答えも
うつむいてボツボツと喋る程度に減ってしまい，見るからに元気がなくなって
いった．何か器質的なものではないかと採血や内科受診をしてみても異常はな
く，また薬の副作用を疑っていろいろと減量してみても変わりはなく，「布団か
ら起き上がれない」という日々が始まった．希死念慮も次第に増悪していき，リ
ストカットの頻度も増え，時に深く切りすぎて救急車をよぶような事態も起こ
るようになっていった．解決の糸口が見つからず途方に暮れていたが，今一度
しっかり状況を聞いてみようと思い，時間をとって十分に話を聞いてみた．す
ると彼女は再び事もなげに答えてくれた．

「出会い系アプリで出会ってお小遣い稼ぎをしています」

なるほどそういうことかと，再び腑に落ちた瞬間だった．

どうやら経済的に苦しい状況が続いており，自分が家族に迷惑をかけている
と感じていたらしい．それを思うと気分が落ち込み，誰に責められるでもない
が家にいづらくなり，自分にできる稼ぎはないかと考えたところ，出会い系に
行き着いたのだそうだ．思えば診察中もお金がないという話をした覚えもあ
り，当時は冗談交じりだったこともあって主訴というほどにはとらえていな
かったのだが，しかし彼女は長らく困っていたのだろう．現在，生活面の安定
を考えて障害者年金の申請を行っており，これが通ればもう少し状態が落ち着
いてくるのではないかと期待している．

考察

統合失調症の診断のもとに投与されていた抗精神病薬は多剤大量で，多くの副
作用を生じていた．現在，抗精神病薬は全て中止しており，調子が良いといえな
いのが残念ではあるが，少なくとも幻覚や妄想はみられていない．

境界性パーソナリティ障害らしい対人関係の不安定さや急激な気分変動など
もみられておらず，診断としてはトラウマ関連疾患ととらえてよいのではないか
と思う．紹介状の文面のみで判断せず，きちんと自分の目で診る必要性を感じる
症例であった．

トラウマ症例の中には客観的に見ると，あえて自分を苦しめる方向へ進んでし

まう人がいるように感じることがある．彼女はまさしくそのような例で，男性恐怖がありながらもあえて風俗店で働いてしまうのだ．こういった症例で難しいと感じるのは，「つらいこと」「苦しいこと」があくまでも自分で選んだ道であり，それが当たり前になってしまっているということだ．「自分が悪いのだから苦しいのは当たり前」と考えていて，だから困っていることやつらいことを聞いても症状としては語られない．別に隠しているわけでも何でもなく，当たり前のことだから頭にも浮かばない．今回は病歴を聞く中で仕事というヒントが見つかったのでわかりやすかったが，もし仕事の話をもちださなかったら今もなお手がかりを求めてさまよっていた可能性すらあるように思う．

　似たようなケースで，デリバリーヘルス勤務をしていた症例を診たことがあるが，その人は接客している間だけは自分が必要とされており，愛されており，それが自身の唯一のアイデンティティであると感じていた．そこまで来るともはや，仕事がなくなったときに大きく崩れてしまう可能性すらあるように思い，悩みながら診ていた例である．しかし本症例の場合は，まだ仕事がそこまで自身を支えるほどの大きさにはなっていないと感じ，実際仕事を辞めた後に症状が改善したことを考えれば，辞めて良かったのだろうと思う．

　本症例は今後体を売る仕事から離れ，年金で経済的にもう少し安定したとしても，多少軽快するとはいえなお，フラッシュバックや希死念慮は続いていくのだろう．過去を消すことはできないし，その影響はどうしても長い間続いていくものなので，時間をかけてゆっくりと癒えていくまで，少しでも安心な場所を一緒に模索していくことが，結局のところ治療なのではないだろうか．

飲酒がやめられない50代男性

3　男としてのプライド

50代の男性が,「つらいことが多すぎる」「お酒を飲まないと心が落ち着かない」という主訴で総合病院精神科を初診した.

▶ 初診時

　妻とともに受診したが,妻が病状を説明しようとすると,「余計なことを言うな!」「お前に何がわかる!」などと怒鳴った.妻に退席してもらい話を聞くと,「酒がないとストレスが乗り切れない.仕事の付き合いがあるのでお酒をやめるなんてできない」と話した.同日,急性膵炎がわかり内科入院となった.

▶ 生活歴・現病歴

　男2人兄弟の長男.比較的裕福な家庭で育ち,人から頼られる性格だった.父親はお酒が好きで,年に数回深酒で仕事を休むことがあった.母親は父親に従順だった.地元を離れて大学進学し,卒業後は公務員となった.初飲は19歳で,酒に強くて宴会でたくさん飲むことがあった.26歳で結婚.結婚後の飲酒は毎日ビール1,000 mL程度だが,時に酒量が増え,酩酊すると怒ることがあったという.

　30歳頃,妻の浮気を疑うようになり夫婦喧嘩が絶えなくなった.浮気の真偽はわからぬまま,ある日,妻は出ていき,そのまま離婚となった.その後,酒量はビール1,000 mLと日本酒5合/日に増加した.35歳で再婚した後も酒量は減らず,45歳頃より,休日も朝から飲酒をすることが増えた.50歳になっても肝臓と膵臓の数値は良くないままのため,内科で精神科を勧められて受診したのだった.

▶ 入院後の経過

　内科では数日間絶食で輸液となった．精神科では「お酒を飲みすぎと注意と受けたことがあるので，精神科ではもっと怒られるのかと思ったら，むしろ理解しようとしてくれるのでありがたいです」と語った．入院1週間で急性膵炎は改善したので退院となり，内科とともに精神科の受診も継続することになった．

▶ 外来での経過

　禁酒を試みたができず，ビール1,000 mLと日本酒2合/日の飲酒が続いた．飲酒日記をつけてもらいながら，減酒薬を用いて薬物療法も行ったところ，減酒薬に反応があり，内服した日はビールのみで済むようになった．飲酒を叱るような指導は避け，減酒などうまくいっていることに焦点を当てて話し，減酒する意志をもつことが重要であること，続けることが大切なこと，飲酒日記の継続自体が治療的であることを伝え，気長に治療を続けていくことを勧めた．その結果，徐々に本音を話せるようになり，「『あんたみたいな頼りない男は浮気をされても当然よ！　男として最低！』って前妻に言われたんです．ショックだった」「こんなことは……初めて話しました」などと話してくれるようになった．前妻の言葉でプライドが傷ついたこと，その言葉が繰り返しフラッシュバックしてくること，振り返ればその影響で酒量が増えたことを話してくれ，「今までそんなこと(前妻と酒量の関係など)は考えたことがなかった」と語った．その後も仕事で忙しいながらも意欲的に治療を継続していた．

▶ その後

　治療開始後6か月頃から大きな仕事が始まり，その後受診が不定期となって8か月後に途絶えた．通院中断1年後に重症の膵炎で内科に再入院してきた．しかし仕事が忙しいという理由で精神科の治療を拒否しすぐに退院した．さらに1年後に3回目の入院をし，「前回はすみませんでした．減酒に失敗した自分が恥ずかしくて素直になれませんでした」と正直に気持ちを話すことができるようになった．当院からの勧めで，近くのアルコール使用障害の専門外来のある精神科病院を友人と受診し，入院治療を受けることになった．

考察

　男性としてのプライドが損なわれたことを契機に，もともと多かった酒量がさらに増加していった症例だった．治療の原則は断酒であるが，本人の意思を尊重し，減酒治療から始めた．当初は減酒治療も効果があったものの，受診継続ができずに悪化し，再度治療への抵抗感を示したものの最終的には断酒治療を開始することに同意した．

　このケースからもわかるように，「プライドを傷つけられた」というトラウマは物質使用障害の契機や増悪因子になりうる．そのトラウマからの回復は難しいことが多いものの，一方で自尊心の回復は物質使用障害の治療において重要である．また，短期間で結果が出なくとも，治療を継続することによって延命効果をもたらすことができる．そのためには，本音が話せる関係性を構築することが重要であり，それこそが治療継続の手助けとなる．目の前の断酒や断薬のみにとらわれることなく，背景にあるトラウマからの回復や自尊心の回復も考慮しつつ，治療関係の構築を目指すことが望ましいことを再確認した症例だった．

4 相談するのは怖い

受診の経緯

シングルマザーの30代女性が，不眠やイライラ，不安，やる気のなさなどの主訴で受診した.

▶ 生活歴・現病歴

　生まれてすぐに両親が離婚したため母子家庭で育った．3歳のときに母が再婚，3人での生活が始まったが，継父は最初こそ優しくしてくれたものの，徐々に気に入らないことがあると暴言を浴びせるようになり，さらに暴力を振るうなど虐待をするようになった．母は継父に嫌われたくないからか介入してくれず，女性はいつも怯えて，助けを求めることもできずに生活するようになった．少しでも家にいない時間を作るために高校時代は学校が終わるとアルバイトをして過ごした．そのアルバイト先で知り合った男性と付き合うようになり，18歳のときに妊娠．周囲は結婚に反対したが，女性は家から離れられるならと男性と結婚し，出産した．

　子どもができて幸せな時間ができると信じていたが，出産直後から夫は「子どもの泣き声がうるさい！」「働いて稼げ！」などと女性に対して暴言を浴びせたり暴力を振るうようになった．女性はその暴言・暴力に耐えながら過ごしていたが，やがて限界を感じ，2歳の子どもを連れて家を飛び出した．その後，親戚や知人の家を転々と過ごし，最終的に生活困窮者のためのアパートで生活するようになった．しかし，就職先での人間関係ストレスを抱えることが多く，職を転々とした．さらに，子どもが小学校に入学したものの，クラスになじめず登校を渋ることが増え，そのことでも悩むようになり，徐々に不調をきたすようになり，受診したのだった．

▶ 初診時

　メイクもせず年齢の割に老けて見える，というのが初診時の印象だった．矢継ぎ早かつやや一方的に不調やそれに至るまでの苦労を訴えた．苦労を労いながら，軽度の抑うつ症状を伴う適応障害と診断し，少量の抗うつ薬を処方し生活の困りごとを相談していくこととした．女性はこれまでの苦労を労ってもらえたことに対して涙を流して何度も礼を述べたが，その反応を見た筆者は，「これまであまり労ってもらえず1人で苦労してきたのであろう」くらいの理解でいた．

▶ 治療経過

　2回目以降の診察も同様に今の不調と過去の苦労話を矢継ぎ早に話すことが続いた．薬剤調整はするものの効果は限定的で一進一退が続いた．また，生活の困りごとについての話も，あるときは「子どもの不登校にどう対応したらいいか」という悩みを訴え，それに助言するも，次の診察ではその話題は出ず，「生活困難者用のアパートで世話になる生活がストレスでどうしたらいいか」といった具合に毎回異なり，また助言もその瞬間だけは納得するが実行されることはなく，診察も連続性がないため主治医もどのように治療を継続したらいいかわからず，結局その場を乗り切るだけの診察が続いた．

　通院を開始して2年ほど経過した頃，子どもが相性のいい担任とめぐり会い，登校する日がだいぶ増えた．女性も子どもの悩みが軽くなったからか，日中に働いてみたいという希望を口にするようになったため，人間関係のストレスが少なそうな小さな作業所を紹介し，そこで働くようになった．診察での話題も仕事のことが中心となるようになった．数か月もすると仕事も体調も「大丈夫です．変わりないです．仕事も楽しく行けています」などとあまりあれこれ訴えなくなり，体調も落ち着いてきたため，作業所が生活の中でうまく機能し始めて落ち着いてきたのであろうと理解していた．

　しかし，ある時作業所スタッフから「女性がずっと休みがちだが体調が悪いのか」「無理に仕事に来させないほうがいいのか」と相談があった．また，同時期に別の支援者から作業所に「毎朝『仕事に行ってくる』と言って出ていくが，ここ連日，近くの公園でジーっとしている本人を見かけた．仕事には来ているの

か？」と電話があったという．調子がいいと言っていたので何があったのかよくわからず，また本人が受診したときに相談してみることとした．

　作業所から連絡があった次の受診日，本人はいつもどおり「変わりはないです．大丈夫」と話した．しかし，主治医が仕事に来ていない日が多いという連絡を受けたことを伝えると，「すいません．頑張って行きます」とやや怯えたように小さな声で返答した．無理して行く必要がないことや作業所の人間関係で悩んでいることがあれば相談してくれてよいことなどを伝えるも「わかりました．ありがとうございます」と話すだけで，それ以上は話さなかった．

▶ トラウマに気づく

　これまで，日常生活での困りごとについては毎回相談をしてきていたが，作業所に行けないことについてはなぜか相談をしてこなかった．何か話せない理由でもあるのかと気になり，次の受診時にこちらから「よかったら作業所に行けない理由を話してくれませんか？」と踏み込んで聞いてみたところ，ぽつぽつと話してくれた．

　女性は幼少の頃から継父に暴言・暴力を受け，それを母は止めてくれず，また誰かに助けを求めればそれがさらにエスカレートするといった体験をしていた．さらにその環境から逃げるように結婚したが，夫からも同様の暴言・暴力を受けた結果，「本当につらいことを相談すると前と同じように状況が余計に悪い方向に行ってしまうのではないか」「どのように人を信用して相談したらいいかわからない」といったことを思うようになったと話してくれた．同時に軽いフラッシュバックがあることも教えてくれた．作業所のスタッフや利用者はとても優しく対応してくれていると感じていたが，一方でどこかで裏切られるのではないかという不安がいつもつきまとい，結果的に自ら作業所からある程度距離を取ることで失望を最小限にしようと考え，通う頻度を減らしていたのであった．

▶ トラウマを理解しどう対応するか

　幼少期からのつらい体験がトラウマとなり，それが原因で人を信用できなくなった結果，今回の一件につながっていると考えた．「作業所のスタッフは信用

してもいいんですよ」と伝えても，強いトラウマ体験からなかなか受け入れられないのではないかと考え，まずは作業所を安心して通える場所にするために，作業所のスタッフには，本人が休んでもあまり理由を追及せずに翌日待っているというメッセージを伝える程度にしてほしいとお願いした．また，住居の支援者にも同様の言葉かけをしてほしいとお願いした．その結果，女性は徐々に休むときには自ら作業所に連絡して休むようになり，また診察場面でも休んだことを申告してくれるようになった．休んでも作業所や支援者との関係が壊れるものではないことが理解できつつあるのだと感じられた．さらに，診察では良いことしか言わなかった彼女が子どもや作業所の愚痴なども言うようになるなどの変化もみられ，結果的にフラッシュバックも軽減していった．また，子どもが学校に行けない日があっても過剰に反応することが減り，「明日は行けるといいね」と声をかけられるようになるなど，子どもにとっても安心できる家庭に変わりつつある変化が生まれている．

考察

　幼少期から虐待を受けていた人が，大人になってもパートナーから暴言・暴力を受け，そうした体験がトラウマとなり対人関係が不安定になっているケースをしばしば経験する．安心できる場所や人が周囲にいないことでさらに悪循環に陥っている場合もある．この女性はまさにそのような状況であった．こうしたケースで大切なのは，本人にとって安心できる場所（存在）を提供することではないだろうか．実際に安心できる場所というのは，頼ると裏切られるかもしれないという不安を理解してくれる場所である．そのことを作業所スタッフにお願いをした結果，徐々に作業所へ通えるようになり，いつしか作業所が安心できる場所に変わり，トラウマ症状も軽減することができた．このような医療者の対応は大きな労力を要さず，侵襲的なものでもないため，安心できる環境作りへのアプローチはトラウマ症状の軽減にとても有効ではないかと考えた．

5 仕事を休む理由

30代，男性．「眠れない」「疲れる」「食欲が亢進している」などの訴えがあり，職場の上司に勧められて受診した．

▶ 生活歴・現病歴

　高校卒業後，現在の勤務先に製造関係のエンジニアとして就職し20年になる．真面目な働きぶりが認められ，5年前にチームリーダーとなった．だがこれは上司や部下からの要望などを聞く板挟みの立場であり，もともと人間関係は苦手だった．大きなプロジェクトも任されるようになり，休日返上で働いたが，上司と部下の双方を満足させるような立ち回りはとてもできず，両者からの評価を落としていった．数か月後より，倦怠感や気分の落ち込みが強まり，仕事に行けなくなり休む日が増えていった．上司の勧めもあり，Aクリニックを受診．うつ病と診断され，薬物療法を中心に加療され，1年半休職となった．3年前に復職し，当初は通院していたが，病状が安定するにつれ通院も不規則となり中断となった．

　その後は人間関係にも恵まれ，気分的には落ち着いていたが，次第に仕事量は増えていった．そのうえ，働き方改革の影響で残業も禁止となったために仕事はたまる一方で，再び倦怠感や気分の落ち込みが強まり，筆者の病院を受診となった．父，兄，本人の三人暮らしであった．

▶ 初診時の様子，わかったこと

　不眠，食欲亢進，易疲労感の訴えはあるが，抑うつ感はそれほど強くなかった．本人も，心配性や考えすぎるという自分の性格について自覚はしていたが，

仕事については「いったん休むと休み癖がつき，なかなか復帰できない」と言い，休養・休職は希望しなかった．そこで，本人と相談し，ひとまず抗うつ薬，睡眠薬の処方で勤務をしながら経過をみることにした．

▶ 外来での経過

　抗うつ薬の調整を行ったが，どの薬剤も効果はあまりなく，むしろ副作用で眠気，倦怠感が強くなるようであった．心身の不調の訴えはするが，表情や話しかたは穏やかで，自覚的な苦痛と客観的な表情などの間に乖離がみられた．しかしその後，仕事を休む日が増え，時には1週間丸々休むこともあった．1日休むと職場で1人，「蚊帳の外」になったような印象を抱き，孤立感を感じ次の日も行けなくなるということが，一度休むと復帰ができないでいることの理由のようであった．仕事はできるが，人間関係は苦手で，相手のことを考えすぎてしまうところがあった．また，父親はうつ病の理解が乏しく「やる気のなさ」と考えていたことも原因の1つとして考えられたが，本人も父親に心配をかけたくない気持ちもあるようであった．その後も風邪や腹痛などで1〜2日休むと，身体症状が改善しても仕事に気持ちが向かず休むことが続いた．

▶ トラウマに気づいたとき

　そのような状況を心配した，本人に対して好意的な上司が，診察に毎回同伴するようになり，今後の方針などを一緒に話し合いながら決めるようになった．その結果，まずは半日勤務やフレックスタイムを利用しながら，休まず出勤することを目標とすることになった．

　この頃から，本人は，幼少期に兄から繰り返し暴力を振るわれてきたことを話すようになり，そのため「自分は周りの人と比べて劣っている」「何をするのも自信がもてない」と話すようになった．兄は怒りっぽい性格で，些細なことで殴られ，それを今でも思い出し，夢にも見るという．

　本人が8歳のとき，両親は離婚し三人暮らしとなったが，本人が中学生の頃より，兄との不仲は続いており，また兄と父との関係も悪く，食事はいつも別々に摂っていたようだ．

▶ どう考え，どうしたか

　職場では上司をはじめ同僚は大変なときは助けようとしてくれるのだが，本人が意識しすぎ気を遣い，自分からは頼ることができない状態であった．

　その後も出勤しては休むことを繰り返すため，思い切って1か月，休職することになったが，病気の理解が乏しい父には言えず，さらに兄にも「何を言われるかわからない」という不安感，恐怖感があり，結局，家族には休職の話をすることができなかった．そのため休んでいる間も普段と同じように仕事着に着替え家を出て，図書館などで時間を潰し，夜に帰宅するという生活を続けた．

　繰り返し休職する本人に対して，会社は容易に復職を認めなかったが，いつも同伴してくれる上司が，本人の立場に立って考えてくれた．職場復帰後のことを上司も交えて相談している中で，家庭環境以外の新たなトラウマ的要因が見つかった．

　男性が入社した際，同期の男性（大学卒）から仕事の効率などで指摘されることが多く，また学歴などでも頻回に比較されていた．そして，どうもその男性から強い口調で話されると，兄の暴力がフラッシュバックしてきて，不安や恐怖が強まるようであった．職場に復帰するとその男性と一緒に仕事をせざるをえない環境のため，そのような状況を回避していることもわかった．

　その後，いったん元の職場に復職したうえで，配置転換をしてもらった結果，本人は次第に安定していった．同僚との会話などを引き金に，時折，フラッシュバックが出現するが，大きく調子を崩すことなく，仕事を続けている．

> **考察**
>
> 　本症例では，1日でも休むと，ズルズルと休むことが続くということを繰り返していた．しかし，いわゆる内因性うつ病というほど，抑うつ気分，自責的思考，精神運動抑制などが認められず，診察室でも重篤感を感じなかった．にもかかわらず，仕事に行けず休む日は増え，やがては長期の病気休暇に至っていた．その原因が，当初はよくわからなかった．
>
> 　上司が付き添って受診するようになり，初めて患者は，幼少期に兄からの暴力を振るわれてきたことを，そして就職後も先輩や同僚からきつい口調や態度で話

されると，兄の暴力を思い出し，不安で怖くなることなどを話すようになった．そのことから，男性が仕事を休むのは，職場で同期の男性からきつい言葉で話される場面を回避するためだということがわかった．トラウマを引き出すリマインダーに気づき，対応を考えることができたのである．

　診察への上司の同席は，いつもプラスには働くわけではない．むしろ，自分の秘密や個人情報が漏れるようで不安になったり，監視されているような気持ちになったりで，不安・緊張が高まりマイナスとなることも少なくない．しかし，この男性の場合は，上司の同席がプラスに働いた．治療者と上司に守られている雰囲気の中で，トラウマ体験を初めて話すことができたのである．

6 止まったままの時間

もともと明るく活発で行動力のある30代の女性．夫と小学生の子どもがいる．ある晩，夫が出張で不在のときに，撮りためていた子どもの動画をパソコンで整理をしていたところ，偶然，夫が別の女性と浮気中に自撮りした動画を発見してしまった．本人のショックは大きく，その後1か月以上経っても，嘔気，食欲不振が続き，体重はどんどん減少し，職場でもミスが目立つようになったため，精神科クリニックを受診した．抑うつ状態として薬物療法を開始されたが，約半年経過しても症状は一向に改善を認めず，体重も10kg以上減少したために入院目的で当院を紹介となった．

▶ 初診時からの経過

初診時，嘔気が続いていることや食欲が出ないこと，気持ちの不安定さや思考力の低下といった抑うつ症状に加えて，車を運転しているときや家事をしているときなどに急にその映像が目の前にパッと浮かんでくる，自分が夫の浮気を現場で眺めている夢を何度も見てしまう，疲れや体の感覚はあまり感じられず自分の体ではないようだ，と夫のことを悪く言うこともなく淡々と話した．

初めは入院せずに栄養補助ドリンクを併用しながら，通院治療で様子をみていくことになった．夫は診察には協力的で，自身の軽率な行動で本人を傷つけてしまったので，彼女が良くなるために自分ができることは何でもします，と本人ができない家事や子どもの世話も積極的に行い，本人の受診にも都合がつく限り付き添ってきた．ただ，のちに本人は「夫は私が何かを言うとただ謝るだけだった」と述べた．本人にとっては表面的な謝罪に感じられていたのだと思われた．確かに，筆者もその後何度か夫と面接を繰り返したが，原因について

はあまり触れず、「病気」が治れば全てが解決する、と考えているような印象を受けた.

　診察を重ねるうちに、少しずつ夫に対して文句が言えるようになり、夫もその都度本人に謝罪を繰り返した. 栄養補助ドリンクを摂取することで体重の減少は止まり、体力的な面では少しずつ回復していったが、フラッシュバックや情動の不安定さ、食思不振、意欲や思考力の低下、興味の低下や離人感など抑うつ症状は変わらなかった. また仕事中にとっさの判断ができないことがあったり、運転中にぼーっとして事故になりかけることもあった.

　浮気発覚から約1年、転院してきて約4か月経った頃から、経過が長くなっていることもあり、食事を摂れないことや家事があまりできないことに対して夫や姑から「子どもたちに悪影響だ」などと責められるようになった. 自分の中では「誰のせいで食べられなくなったと思っているのか、なぜ自分が責められなくてはいけないんだ」という思いがあるものの、実際に家事や育児は夫と姑に助けてもらっている部分が大きいため文句も言えなかった. そのことが苦痛に感じられるようになり、家で休むこともできないと相談してきたため、環境を変えて一度ゆっくりと休養を取るために入院をしてみることを提案した.

▶ 入院後の経過

　約1か月間の入院生活の中で、最初の1週間は活気もなく、1日中寝て過ごしていた. 1週間が経過した頃から、表情も少しずつ良くなり、面会に来た子どもと一緒に外出などができるようになった. 入院する前は、子どもと離れるのは申し訳ないと思っていたけれど、正直ホッとしているところもある、と話した. と同時に、外出後や面会後に疲れを感じるようになり、子どもと別れた後の寂しさや今後の不安などを看護師に話しながら涙を流すこともみられるようになった. 本人の感情が少しずつ動き始めたように感じた. また家族に対して、疲れといった身体感覚や寂しさという感情など、これまで無意識に抑え込まれていたもの、自分で感じることができなくなっていたものが少しずつ感じられるようになってきた. まだ時間はかかるかもしれないが、いい傾向にはあるということを伝えた. その後は外泊もし、夫や姑にも少しずつ思っていることを話せるようになり、これからの生活にやや不安は感じつつも退院した.

　退院後しばらくして仕事にも復帰し，このまま少しずついい方向へ向かって
いくと思われた．夫や周囲の人に対して思いを伝えることができるようになっ
た．だが，フラッシュバックは回数こそ減ったが持続し，夫には「もう終わった
ことだから」「それよりも前を向いていこう」と浮気の話をすることは避けられ
た．また実母をはじめ周囲の人たちも味方はしてくれるのだが，「子どもたちの
ことを考えたら，浮気くらいあなたが許してあげなさいよ」と本人を諭そうと
する．そのため，「みんな前に進んでいるが自分は全然前に進めていない」とい
う思いが強くなった．その思いをかき消すように仕事に精を出したが，食事摂
取量は以前と比べると増えてはいるものの，徐々に疲労が強くなった．フラッ
シュバックも増え，再び以前のような状態に戻るのではないかと心配し，退院
してから3か月後，自らの希望で2回目の入院となった．

　2回目の入院では，前回の入院と比べるとエネルギーがあり，悲しみ，怒り，
憎しみとさまざまな感情の動きがみられた．「夫と同じ空間で過ごすことがで
きない」「しかし子どもの父親としては大切なので自分が我慢するしかないの
か」「何とかして以前のような仲に戻ることはできないか」「やはり顔も見ること
もできないので離婚しようと思う」などを述べ，気持ちは揺れた．1回目の入院
と同じく我々は葛藤する彼女の思いに耳を傾け，また安心して思いを吐き出せ
る環境を提供することを心がけ，彼女が少しずつ気持ちを整理していくことを
見守った．夫とも面談を繰り返し，夫も少しずつ彼女の止まっていた思いが動
き出していることを感じ始めた．これまでは，妻が悩んでいることと夫が悩ん
でいることの間には時間のズレがあったが，そのズレが少しずつ小さくなって
いるように感じられた．

　退院後も同じような状況が，さらに1年余り続いた．買い物，ギャンブル，
お酒といったアディクション的な行動化が一時的にみられ，周囲の家族が困惑
させられるということもあったが，次第に気持ちの整理がついたのか，現状に
ついて落ち着いて考えられるようになった．その結果，親権を手放し離婚をす
ることになった．

　「今の生活状態では子どもを養うことができないが，離婚を理由に子どもを
転校させたくない」と言い，近くには住みながら学校行事やクラブ活動の送り
迎えなどは彼女が行っている．生活を安定させて，そのときが来たら親権を取

り戻すことができるようにと，現実に向き合いながら頑張っている．

考察

　ICD や DSM の PTSD の診断基準による，「危うく命を落としかけるような災害や事故や犯罪」「性的暴力」といった出来事から考えると，「夫の浮気の目撃」ということは「それ自体がトラウマとなることなの？」と思うかもしれない．しかし，例えば浮気を目撃するにしても，普通は「人から噂で聞く」「仕草や持ち物などから怪しいと疑う」「偶然街で見かける」などといった心の準備段階がある．しかし，彼女の場合は，家で子どもの動画を整理するという何も構えていない状態で，突然生々しい映像が飛び込んできた．そのため，彼女にとっては一瞬で生活そのものを脅かすような出来事，大きなトラウマ体験となったと考えられる．

　トラウマのために怒りなどの感情は抑圧され，時間も止まってしまった．最初は本人のショックに共感できた周囲の人も，時間停止が続く中で，「終わったことをいつまでもグチグチ言ってもしょうがないでしょう．子どものこともあるわけだし，ちゃんと前を向いて生きなさい」などと彼女を叱咤激励するようになり，逆に本人は「誰からも理解してもらえない」という思いが強まったと推測される．感情をしまいこむことしかできない状態で本人の時間は止まってしまい，一方で周囲の人の時間だけが流れ，ますます悪循環に陥ったものと考えられる．

　治療としては，トラウマ体験自体に直接アプローチしたわけではないが，何度か入院を繰り返し，本人がトラウマ体験を安心して整理していくことのできる場として入院を活用した．家族とも何度も話し合い，少しでも時間が埋まるように働きかけた．夫婦の関係が修復され家族として再び歩み出すという結果にはならなかったが，入院という安全な場所の中で，安心できるスタッフの中で，怒りなどの抑圧された感情が動き出した．それによって止まっていた彼女の時間も少しずつ流れ始め，現実に向き合うことができるようになってきた．周りの時間に少しずつ追いついていくきっかけとなったのではないだろうか．

7 眠れない，起きられない

受診の経緯

60代の男性．30代後半から不眠で悩み，40代のときから近医内科で睡眠導入薬を処方されていた．幾度となく薬剤調整が行われてきたが，満足のいく睡眠は得られていなかった．長い経過で困った内科医が精神科で相談してみることを提案し，精神科受診となった．

▶ 初診時

　初診時，睡眠に関する情報を細かく記入した表を持参していた．そこには，薬を飲んだ時間，寝ついた時間，熟眠感，起きた時間，日中どう過ごしたかなどが書かれていた．睡眠リズムをみると，薬を23時頃に内服し寝つくのは4〜5時頃，起きるのは昼前後ということが多く，「眠れない」というよりも睡眠覚醒リズムの問題が大きいようにみえた．また，「○○を半錠飲んで，15分後に△△を2錠飲むと寝つきがいいときはいいんですがね」などと薬は自己調整しており，しかもそれはかなり主観的な判断であった．一通り生活状況や他の症状なども聞いたが，本人の言う「不眠（寝つきの悪さ）」以外目立ったものはなかった．睡眠覚醒リズムに問題があること，眠ることにとらわれこだわってしまい薬を自己調整してしまっていること，などについて説明し，これらを是正するために起床時間を固定する，薬を自己調整しない，日中は無理のない範囲で活動をする，といった一般的なことを伝えて次回来てもらうことにした．

　しかし，2回目の受診以降も，表はきちんと作成しているものの，睡眠覚醒リズムの問題は相変わらずであった．薬に関しては自己調整せず処方どおりに内服していた．「寝つきが悪くても起きる時間は同じにしましょう」「そうすることで睡眠覚醒リズムを整えていきましょう」とあらためて説明した．しかし，

その後も同様の状態が続き，「寝つきさえ良くなればリズムは整うし，薬もちゃんと飲むようにしたのだから，効く薬に調整してください」と迫るようになってきた．主治医もプレッシャーを感じるようになり，「寝つきのいい薬を調整して，寝つきが良くなれば改善するはず」などと薬剤調整に力を入れるも，奏効しないことが続いた．

▶ 生活歴

　小さい頃からこだわりが強く，好きなものには没頭する傾向があった．また，気になるととことん突き詰める性格であった．高校卒業後は地元の小さな企業に就職し，商品管理の部署に配属された．交代勤務であったため生活リズムは不規則ではあったが，内容はやりがいを感じていたため苦ではなく仕事をこなしていた．30代後半頃，仕事の多忙さなどのストレスから寝つきが悪くなり，動悸も伴うようになったため40代で近医内科を受診，睡眠導入薬が処方された．しかし，薬剤調整も奏効せず徐々に生活リズムが乱れ，仕事に支障が出るようになってしまったため50代前半で早期退職していた．退職後も睡眠リズムが整わず，朝は家族に起こしてもらうようにしてもなかなか起きられないことが続いていた．

▶ 治療経過

　その後も寝つきの悪さ，睡眠覚醒リズムの乱れは変わらず，薬も奏効しない状況が続いた．一方で，昼頃に起床してからはそれなりに家事や家庭菜園，友人との外出などはできており，困っている感じは少ないため，現在の生活リズムでやっていくことも提案したが，本人は頑なに夜に寝て朝起きるというリズムを取り戻すことにこだわった．

　1年近くこのような外来診療が続いた．あるとき，診察に同席した妻が，「家族がどれだけ起こしても起きないけれど，入院して看護師さんたちに起こしてもらったらどうでしょうか？」と，入院での生活リズムの立て直しを提案してきた．本人は最初入院を渋っていたが，長年一向に変わらないこのリズムを変えたいという思いも強く，最終的に入院治療に同意し入院となった．

　入院後，朝は看護師がかなり頑張って声をかけ続け，それでも起き上がって

こないときは研修医や主治医が声をかけてやっと起き上がる，といったことが
1週間ほど続いた．薬剤調整はほとんど行わず，朝に強力な声かけを続けるア
プローチで徐々に睡眠覚醒リズムが整うようになり，朝の声かけも必要なく
なった．外泊でもリズムが維持できたため入院3週間ほどで退院となった．

　しかし，退院後の最初の外来では元のリズムに戻ってしまっていた．「入院の
ときと何が違うのかわからない」「家族に声をかけてもらうけれど起きられない
し，夜は寝つけない」と苦痛そうであった．結局，入院前と同様のやり取りに
戻ってしまった．

▶ トラウマに気づく

　ある診察時に，日中の活動性を上げることで睡眠覚醒リズムを改善する方策
として，アルバイトなどの仕事をしてみてはどうかという話になった．これま
でも仕事をすることで「朝起きなければならない」状況を作る提案は何度かして
おり，その都度「寝つきを良くするほうが先だ」と流されてきたが，この日は反
応が違った．「先生，仕事って私にとってはとてもつらいことなんです」「18歳
で就職後，夜勤もあって大変だったけれどしばらく仕事も楽しくやれていた．
だけど，30歳頃から上司になった人がとても厳しく，軍人みたいだった」「『理
論ではなく体で覚えろ！』と無理難題を押し付けられ，うまく仕事ができない
と罵倒され続ける日々だった」と，これまであまり語らなかった過去の仕事上
の体験を語り出した．とても高圧的な態度で接する当時の上司のことがストレ
スとなり，それもあいまって不眠になっていた．そのため，最終的に早期退職
したのだが，そういった経緯もあり仕事をするということには抵抗があるよう
だった．

　不眠に至る詳しい経緯を話し終え，最後にポツリと「今でも上司に罵倒され
るあの場面が毎日夢に出てくるのです……」と話した．仕事でとても苦しい思
いをしたことがトラウマとなり，それが悪夢として毎日蘇ってくるため，夜寝
ることがとても怖かったのだろうと理解した．

▶ どう考え，どうしたか

　仕事で個人攻撃をされ続けたつらい体験が悪夢となっている現在の状況で，

夜1人で安心して寝られるわけがないと考えた．朝になり家族が起き出して活動し，多少生活音がするくらいのほうが安心であったため，朝方に眠るリズムができていたのではないだろうか．そう考えると，夜寝て朝起きるというリズムに正していくことは，かえって安心できるリズムを崩してしまわないか，より寝ることへの恐怖感（悪夢への恐怖感）が高まらないか，と思い，リズムを整える睡眠衛生指導は極力控えるようにした．また，時折当時の職場で大変だったことを労ったり，元同僚と当時の愚痴を言うことを勧めてみたりしたところ，睡眠覚醒リズムは大きく変わらないものの，「悪夢が減ってきました」などと話し，寝ることへの恐怖感が軽減してきたようであった．

考察

　睡眠にこだわる患者は不眠症に限らず，あらゆる精神疾患において少なくない．精神疾患での症状による不眠ももちろんあると思われるが，悪夢が恐怖となっている例もあると思われる．本症例では，本人の困りごとは睡眠覚醒リズムであるため，その背景にある悪夢を引き起こすトラウマに気づきにくかった．睡眠覚醒リズムにこだわる患者が受診した際には，それに至るまでにトラウマによる悪夢などが影響していないか考えてみる必要があるように思う．

8 産後のうつ病？

受診の経緯

30代後半の女性．高校生のときに不登校で精神科に通院歴あり．しばらくして学校に行けるようになったため，通院は中断．大学を卒業後，就職・結婚し，出産．その後から眠りが浅くなり，「子どもを上手に育てられているか」「子どもがきちんと育っているか」といった不安が強く，気分の落ち込みも出現．心配した家族から「産後のうつ病ではないか」と受診を勧められ，母親に連れられて受診した．

▶ 初診時

　病院に入るなり泣き出してしまい，問診票が書けなかった．しばらく外来の看護師が付き添い，落ち着きを取り戻したところで話を聞いた．身なりは年相応であったが，やや緊張し，不安そうな表情で，何かを思い出すようにゆっくりと話した．結婚し，ずっと子どもが欲しかったがなかなか妊娠に至らず，念願の妊娠であった．妊娠がわかってからはなるべく身体に気を配り，無理のない生活を試みていたが，家庭の事情で引っ越しをせざるをえなかった．引っ越しの準備に気乗りはしなかったが，高齢の両親を気遣い，重い物を運んだり，梱包の作業を手伝った．引っ越しを終え，やっとほっとしたときに祖母が急死し，葬儀の手配にも追われた．

　その後，かかりつけの産婦人科の定期健診で「子どもの体重が少ない」と指摘された．さらに本人も高血圧を指摘され，「ハイリスク妊婦」として総合病院に転院した．妊娠後期になり総合病院に入院，その後数日で破水した．そのとき，主治医から「胎児はできる限りお腹の中で育てたほうがよい」と言われ，点滴をしながら分娩室で過ごしたが，結局，緊急帝王切開となった．そこまで話をし

た後に，本人がかなり苦しそうな表情になった．これまでの話から，何らかの
トラウマを抱いている印象を受けたので，「無理に今日全てを話さなくてもよ
いので，次回にしましょうか？」と尋ねると「すいません，そうしてください」と
泣きながら話した．また，次回の外来についても予約はせず，相談に来たいと
思ったときに来てもらうようにした．

▶ 再診時

　母親と再診．「病院に来るのもしんどかった．でも，続きを話してもいいです
か？」と言うので「いいと思うけれど，でも前回同様あまりにしんどくなったら
無理をしないように」と伝え，話を聞いた．女性はゆっくりと前回の話の続きを
話した．腰椎麻酔での帝王切開であったので，術中のやり取りが全て聞こえた
という．オペ中に，主治医が指導医に厳しく指導され，主治医の手が止まり，
手術がしばらく中断したらしい．ほんの数分の出来事であったが，本人にとっ
てはすごく長く感じ，「自分も子どもも，死んでしまうのではないか」と不安と
恐怖に駆られたと述べた．結局帝王切開下で出産，産まれた子どもは低出生体
重児で，しばらく親子での入院生活が続いた．入院中，助産師と看護師は日ご
とに担当が代わり，代わるたびになぜだかわからないが何度も何度も以前の精
神科受診のことを尋ねられた．それを聞かれるたびに「自分のせいで子どもが
低出生体重児になったのではないか」と感じた．

　その後，子どもは発育の遅れもなく，順調に育っている．しかし，女性は出
産後から不眠となり，また「自分の作る食事はバランスが悪いのではないか」と
いう不安から食事が作れなくなった．出産時のオペ室でのやり取りがフラッ
シュバックするだけでなく，妊娠中の引っ越しの手伝いや祖母の急死などの出
産前の自分の健康管理不足も子どもの発育に関連づけ，自分を責めた．ママ友
も作ることを避け，子ども用品を買いに行っても他の子どもと比べ，逃げるよ
うにして帰る，避ける．そのような状況がしばらく続いていたが，それでも子
どもの成長とともにゆっくりと気分は改善し，1人になるとまだいろいろと思
い出すことはあるがだんだんと頻度は減っていった．しかし当院初診の数日前
のある朝のこと，目覚めるとお腹に痛みを感じたという．そしてそれをきっか
けにこれまでのことがフラッシュバックし，当院を受診したのだった．

▶ どうしたか

客観的な情報も知りたかったので，一緒についてきていた母親に話を聞くと，おおむね本人からと同様の情報を得ることができた．産婦人科病院で多くの時間を付き添い，母親も本人ほどではないが産婦人科の対応について不信感を抱いていた．ただ，母親から見るとしんどそうなときもあるが，日常の生活はおおむねできており，元気なときもあるという．そのことを踏まえて，本人とあらためて今後の治療について相談をした．「やっぱり病院に来ること自体，いろいろなことを思い出し，しんどい」と言うので，「例えば，お母さんと一緒に病院近くまで来て，病院に入るのもしんどいときは近くの公園で子どもと遊ぶ．相談してみようかなと思ったときは受診に来てみてはどうかな？」と提案した．本人も「それなら来ることができるかもしれない」と少し安心した表情で話した．それからは，不定期ではあるが本人が話をしたいときに，そのゆとりがあるときの受診という方針で外来を継続した．

▶ 外来での経過

不定期な受診から，次第に定期的な受診となった．彼女の話す内容はやはり子どもや出産に関するものが多く，友人の出産や結婚の話を聞くと動揺し，テレビで乳幼児の虐待のニュースを見ると「自分も同じことをしたのではないか」と気分が沈む．本屋に行っても不安になって子育てについての本ばかりを探したり，夫の何気ない声かけに腹が立ったりするという．「出産前に高血圧を指摘され食事を制限するように指導されたのに，なんで産まれた子どもは低出生体重だったのか！」などと怒りに変わるときもあった．「薬は飲みたくない」と言い，いつも過去にとらわれていた．こちらから尋ねるのではなく，彼女の話したいことを毎回いくつかメモに書いてきてもらい，そのことについて問い詰めるような診察にならないように気をつけた．そして診察の最後には必ず，それは過去に起こったことであること，症状であることを繰り返し伝え，苦しいときもあるが何か最近楽しかったことはなかったかを聞いた．そして可能なときは診察室で，あるいは診察室から出て待合室の子どもに会わせてもらい，「元気そうだね」と声をかけるということを繰り返した．

▶ その後

　母親と定期的に受診をしている．まだ症状には波があり，不安になったり，抑うつ的になったり，時に周囲の何気ない声かけや言葉尻に反応し，怒りに変わることもある．しかし子どもは元気に育っており，最近は「そろそろ働いてみようか」と就労の意欲も出てきている．劇的な変化はなく，病状は一進一退ではあるが，これからもできる限りの支援を継続していこうと思う．

考察

　自戒の念を込めてではあるが，医療現場では，特に患者の急変時などの治療者や看護者側にもゆとりがないときの，何気ない悪意のない一言が患者やその周囲の人を傷つけてしまうことがある．特に指導医から指導されるという関係の中で，あるいは医療者と患者関係の中で，そのようなことが起こりやすい．臨床現場では，患者やその家族が「あの病院でこんなことをされた，こんなことを言われたので病院を変わりたい」などと転院を希望して受診するケースは決して少なくない．客観的な情報が少なく気をつけなくてはいけないが，中には本当にトラウマ体験になっているケースも実際にはあるのではないかと思う．

　今回の症例はその典型的なケースであったように思う．患者は前述したトラウマ体験から，不眠，不安・抑うつ，時に激しい怒りといったさまざまな症状を呈し，回避的な生活を送っていた．少しずつではあるが回復していたとき，些細なきっかけ（軽度の腹痛）で過去のことがフラッシュバックし，受診に至った．

　トラウマに気づいたときに筆者が気をつけていることは，決して独善的で侵襲的な治療にならないこと（自分の興味で話を聞いたり，患者に非があったように責めたりするなど）や診察の後に必ず今の生活で楽しめていること，できるようになったことなどを聞くことにしている．トラウマ体験を話すことも聞くことも苦しい．診察の最後は，できるだけポジティブな内容で蓋をする，ということを難しいが心がけている．

9　認知症と虐待

受診の経緯

「アルツハイマー型認知症」と診断された，家族からの虐待を疑われた80代女性の症例．単身生活だったが，X−4年頃より同じ話を繰り返す，同じ調味料を買ってくるなどの症状が出現，X−3年頃からインスリンの管理や服薬ができなくなり，台所は洗い物やゴミがたまり，好きな洋裁もしなくなった．X−2年に肺炎のためA病院に入院，改訂長谷川式簡易知能評価スケール（HDS-R）19点と低下しておりアルツハイマー型認知症と診断された．退院後は長女夫婦宅に引き取られた．日中に徘徊を繰り返し，警察に保護されたことがあった．X−1年末より尿意や便意がわからない，服の着かた，歯の磨きかた，食事のしかたがわからないといったことが増え，X年4月に当院紹介受診，入院となった．

▶ 生活歴

　元来優しく，のんびりした性格．20歳頃に結婚して他県で生活，仕事をしない夫に困り子どもを連れて地元へ戻ってきた．その後，内縁の夫に出会い同居していたが，内縁の夫が他界してからは単身生活を送っていた．糖尿病，高血圧，高脂血症の既往あり．

▶ 入院後の経過

　入院当初は活気が乏しく，終始うつむいており，発語も少なく小声で話していた．初診時のHDS-Rは1点と認知機能の顕著な低下を認めた．職員が介助するたびに「すみません，すみません」と謝罪を繰り返し，紙風船や人形を見せてもほとんど反応がない状態であった．食事は「いただきます」と言うが，その

後は動かずに食事を眺めているだけで，介助が必要であった．診察時にはいつもうつむいて椅子に座っており，短い返答のみで視線が合わなかった．常に下を向いて歩くため物にぶつかって転倒しやすい状態であった．

▶ トラウマに気づいたとき

入院後の診察で，顔面や胸，背中，両下肢など全身に青あざがあることに気がついた．また，ケアマネジャーから娘が虐待をしているかもしれないという情報を得た．重度の認知機能低下があるため，本人からは正確な情報を得られなかったが，入院後も介護者に対して必要以上に謝罪するような姿勢から，日常生活で介護をされるたびに何かしらの身体的苦痛を与えられていた可能性が考えられた．

▶ どう考え，どうしたか

重度の認知症で日常会話の成立も困難なため，侵入症状や回避行動などについては不明であり，トラウマがあるのかどうかについて判断はできなかったが，自宅で受けてきた虐待については覚えているようで，他者に対して過剰なまでに遠慮をしているような態度が窺われた．病棟職員で虐待の情報を共有し，本人が安心して過ごせるように声かけや態度にも気をつけて行うようにした．

▶ その後

1か月ほど経つと，作業療法の風船バレーをしているときに笑顔がみられるようになり，食事も自力摂取できるようになった．作業療法中も顔を時に上げて視線が合うことがみられ，声かけにもはっきり返答したり，童謡も一緒に歌ったりすることがみられた．しかし，頻度は減ったものの介助すると「ごめんなさい」と謝罪を繰り返すことが時にみられた．3か月ほど経つと，以前は反応を示さなかった赤ちゃん人形に対して「可愛いですね」と笑顔で言う場面もみられた．職員に対して過剰に丁寧な態度は残るものの謝罪する回数は以前より減っており，会話は噛み合わないが発語は増えて笑顔も増えていった．普段はうつむいて過ごすことは多いが，声をかけると元気な返事とともに顔を上げる

ことができるようになった．施設入所のため X＋1 年 2 月に退院となった．

考察

　認知症の介護者の負担は非常に大きく，介護者側が意識せずに虐待してしまう例も多い．虐待の種類としては身体的虐待や心理的虐待，ネグレクトなどがあるが，身体的虐待が一番多くみられ，虐待する家族としては，息子，夫，次いで娘が多いという報告がある．さらに，子ども世代と同居している世帯に虐待が多くみられることがわかっている［H28 年度「高齢者虐待の防止，高齢者の養護者に対する支援等に関する法律」に基づく対応状況等に関する調査結果より］．

　今回は同居していた長女からの虐待が疑われた症例であった．虐待する側も一所懸命だからこそ，つい声を荒げてしまったり，手をあげてしまったりしてしまう場合もある．一方で悪意のある場合では，認知症でどうせ忘れてしまうだろうから虐待しても大丈夫という考えから行われることもあるかもしれない．しかし，認知症だから全てを忘れてしまうだろうというわけではなく，本人が苦痛に感じた感覚は認知機能がかなり低下していても覚えているように思われる．例えば，認知症で物盗られ妄想がみられたときに，家族が「また変なことを言っている」と叱責する場合と，叱責せずに「どこにいったのでしょうね．一緒に探しましょう」と優しく声かけする場合では，全く結果が違ってくる．重度の認知症であっても怒られたという不快感や恐怖といった嫌な感覚は最後まで残るようで，怒らずに余裕をもって対応している家族に介護してもらっている認知症患者では薬を使わなくても症状がそこまで悪化しない場合が多い印象がある．心地よい感覚を与えてリラックスしてもらうことで，意思疎通がとれないような認知症の人も笑顔が増えるし，BPSD（認知症の行動と心理症状）も和らぐように感じられる．

　本症例は定義上ではトラウマという診断に当てはまらないが，入院当初の表情の硬さや介護者に対して過度に謝罪するという行動は普通ではないと思われた．ここにいると自分は安全だ，安心して楽しく過ごせるという環境を作ることが，有効な治療となったのではないかと思っている．

入院を拒否し治療中断となった40代女性

10　パーソナリティ障害とトラウマ

受診の経緯

高校1年生の頃から周期的に気分が沈むことがあったが，受診には至らなかった．高校卒業後，職を転々とし，20代で結婚・出産した．その後も決して精神的に安定した状態ではなかったが，30代になってからは朝が起きられなくなり，家事ができなくなった．同時に情緒が不安定となり，急に泣き出したり，気分が沈むということで精神科クリニックを初診した．その後はクリニックを転々とした．家族がそばにいないと不安が強く，リストカットや浪費・過食が止まらず，あるとき大量服薬をし，「パーソナリティ障害」の診断で当院に紹介，入院となった．

▶ 入院後の経過

表情は抑うつ的で，「家族が近くにいないと不安だ」と話し，夫に1時間おきに電話をし連絡を取りあっているという．「家族が事故や事件に巻き込まれていなくなってしまうのではないか」と不安を口にしたかと思えば，家族に対して急に腹が立ち攻撃的になったりもする．また生きている実感がないとも話した．薬は多剤大量で，「前医は話はよく聞いてくれたが，『考えすぎだ』とか，自分でもやめられない浪費を注意されたり，薬を処方するだけだった．本当は入院するのは嫌だった」と前医を批判した．「でもせっかく入院したのだから，少しでも良くなって帰りましょう．みんな応援しています」と告げると，丁寧にお礼を述べ，入院を継続することとなった．

　入院後は自室で過ごすことが多かった．デイルームで他の患者とも全く交流がないわけではないが，「人と話していると，気を使ってすぐに疲れる」と言い，作業療法なども途中で中断することが多かった．そして主治医や病棟スタッフ

の何気ないやり取りや表情が気になり，「相談しても嫌な顔をされた」と他罰的になるが，しばらくすると「忙しいのに迷惑をかけてしまった」と自責的になった．「巡回時の足音や雑音が気になる」と言い頑固な不眠を訴えた．

▶ トラウマに気づいたとき

　あるときの病棟での診察の中で，過去のことを自らふと話し始めた．父親は精神疾患を患っており当時の病状は不安定で，突然わけもなく叱られたり，仲の良かった友達と遊ぶことを急に禁止されたりとストレスが大きかった．自分が中学生になったときに祖母が認知症になり，母親が主に介護をしていた．高校1年生の春に母親が自殺，そのときに周囲からは「お前が介護を手伝わないから母親が死んだんだ」などとひどく非難された．そして「毎年その頃になると，そのとき感じた風の感じや臭い，日が沈む感じなどを思い出し，苦しくなる．母もこんな思いをしたのかな，と思う．自殺した後に遺された家族の苦しみや悲しみを知っているので自分は決してそういうことをしないと決めている．薬をたくさん飲んだのもあまりにしんどくて，ぼーっとしたかったから」などと泣きながら過去のトラウマ体験，フラッシュバックについて話した．

▶ どうしたか

　客観的な情報に欠けるため，家族にも話を聞くと，おおむね同様の情報を得ることができた．確かに患者のこれまでの対人関係の不安定さや感情，行動，思考のパターンは操作的診断基準ではいずれかの，あるいはいくつかのパーソナリティ障害に当てはまる．しかし，治療や支援はトラウマ症状と理解し，これまでの診療では長続きする治療関係がもてていなかったようなので，スタッフ間でも患者の同意を得たうえでトラウマ体験を共有し，できるだけ関係が切れないことを目指した．

　引きこもるとどうしても自責的になるので，なるべく作業療法や院内の散歩などを促した．入院生活の中で，主治医やスタッフの些細な言葉を被害的に受け止め，時に保護室の使用を迫られるほどに荒れ，治療関係が壊れかけたこともあったが，保護室を使用することでさらなる外傷体験になる可能性を考慮し，スタッフとともに協力し支援した．やがて少しずつ落ち着き，安定して

いった．障害年金を受給していたので，退院後の浪費をやめるようにお金のやりくりなどを一緒に相談し，同時に日常生活の相談や不安を和らげることができるように訪問看護を導入し，退院となった．

▶ その後

　退院してからもなかなか眠れないことが多く，よく思い出せないが何かに追われるような夢で目が覚め，いつも身体に力が入っていて肩が凝り，マッサージに通うことも考えていると話した．訪問看護については何度か試してみたが，家に他人が入ることは抵抗があると言い，やんわりと拒否された．浪費についてもなかなかうまくいかず，年金の額をはるかに超える買い物をしてしまい，家族間で喧嘩になることが続いた．家の中の雰囲気は次第に悪くなり，生活リズムも乱れ，過食やリストカットも増えてきたため，再入院を提案した．しかしその提案に反応し，「入院なんて全く考えていないです．入院中のスタッフの対応は冷たいものだった．しんどそうにしていても見て見ぬふりをされた」と全てを被害的にとらえており，再入院は拒否された．そしてその翌週の診察時には詳細は語らなかったが「先生たちには本当にお世話になったと思う．しかし申し訳ないが，転院させてください」と泣きながら訴えた．本人の希望は強く，「また何かあったら相談してください」と通院を終結とした．それ以降の通院は途絶えている．

> **考察**
>
> 　前述したとおり，操作的診断基準ではパーソナリティ障害といっても間違いではないようなケースである．複雑なトラウマを抱えている人は対人関係に敏感で不安定になりやすく，周囲の人だけではなく，治療者や支援者においても安定した関係を築くのが困難で，不安定な治療関係・支援関係になりやすい．周囲に対する基本的な安心感や安全感に乏しく，対人関係も近くなったり遠くなったりと不安定になりやすい．周囲の人や治療者・支援者に依存的な反面，その言動や態度に非常に敏感で，他罰的から自責的な思考，自責的から他罰的な思考へと極端に入れ替わる．

　トラウマについては自ら語られないことが多いが，患者の不眠や不安の背景に何らかのトラウマが関係していることは少なくないように思う．今回の症例では，患者の不安定な対人関係や思考・行動パターンをトラウマ症状として理解しアプローチを試みたが，結果的に関係は途切れてしまった．しかし，患者自身とその家族，治療者と支援者がトラウマ体験に気づき，できるだけ理解しようとして粘ったことは治療的で，少なくとも入院中の少しの期間ではあるが，安心で安全な体験を得ることができたのではないか．治療は中断となったが，いくつかの治療機関をめぐりながら，少しずつ安定していくというような広い意味での連携が必要なのではないか．そしてその積み重ねが，トラウマ症状の治療には欠かせないものではないかと考えている．

11　非定型な摂食障害

受診の経緯

30代女性．数年間過食・嘔吐が続いており，摂食障害治療で有名な遠方の病院に通院していた．その病院で何度か入院治療も行ったが，退院すると過食・嘔吐が出現してしまう．不調となりしんどくなると，通院が困難なため，近くで相談できる病院を求めて当院を受診した．

▶ **初診時**

整容・礼節ともに十分に保たれており，口調もハキハキとしっかり話をした．主訴は「過食・嘔吐が止まらず，働けていないことが困る．気分も落ち込み，消えてなくなりたい気持ちが出てきてしまう」であった．ひとたび嘔気が出現すると自制することができず，吐いている間に約束の時間に遅れてしまうため，友達と約束をしたり仕事をしたりすることができないのだという．

数年間専門の病院に通っても改善を認めなかった摂食障害の患者に対して，どれぐらいの手助けができるだろうかと少し萎縮しながらも，生活歴や病歴を確認していった．そうすると興味深いことがわかってきた．実家にいると吐くのだという．

▶ **生活歴**

非常に優秀かつ厳格な両親のもとに生まれ，成績は一番であることが当たり前の世界で育った．テストの2週間ほど前から外出は禁止され，家の中でも勉強以外の行動は一切許されなかった．外出ができないことなども原因だったのかはわからないが，遊びのグループから外れてしまい，学校でいじめを受けるようになっていった．しかし両親の関心はいじめの話題よりもテストの点数に

向けられていた．幼い彼女には，「いじめられているので学校へ行きたくない」という権利はなかったのだ．万が一にもテストで一番が取れなかった場合には強く叱責され，暴力も日常茶飯事だった．彼女には弟がいたが，なぜかその弟は上手に両親の叱責をかわしており，その対応の差にも悔しさを感じていた．

　このような環境下で育ったことで成績だけは常に上位を保っていたが，その両親の教育熱心な様は，彼女からするととても苦しいものであり，それは彼女の目にはもはや虐待として映っていたようだ．

　とにかく家から出たいと強く願い，高校は寮付きの高校に入った．そして実家からは遠く離れた大学に進学し，大学に近い地域で就職した．しかし，なぜか不安感で電車に乗れなかったり，突然倒れたりするといった症状が出現した．その間，精神的に支えてくれた男性がおり，彼と一緒ならば電車に乗ることもできていた．そんな彼と20代後半で結婚，彼の実家で生活を始め，幸せな結婚生活が待っているかに思えたが，なんとその彼の家庭もきわめて厳格な家庭であった．

　「友達を作ってはいけません．彼のことだけを考えていなさい」．義母からこう命じられた彼女は，携帯の連絡先なども全て管理される生活が始まった．優しかった彼もその家庭の空気に影響されてか次第に厳しくなっていき，着る服，日々のスケジュール，話す内容など生活の全てを管理され，娯楽のほとんどを許されず苦しい日々を送るようになっていった．彼女によると「精神は蝕まれていき，何度も死を考えるほどであった」という．

　1年ほどで何とか離婚することができたが，帰る場所はなく，かねてから興味のあった牧場で10年近く住み込みで働いた．そこでの生活は質素で淡白だったが，彼女にとってはこれまでになく充実した日々であった．この期間は精神症状にさいなまれることもなく過ごせていたとのことである．しかし30代半ば頃，父親が体調不良であるという報せが届く．これを機に十数年ぶりに実家へ戻ったのだが，実家の門をくぐった瞬間に幼い頃の記憶が鮮明に蘇り，その日を境に嘔吐が止まらなくなってしまった．その後は何をどう工夫しても嘔吐が止まらないのだが，入院をしている間だけは"治療の甲斐あって"嘔吐が止まるのだという．

▶ 日々の生活

　彼女の生活をさらに詳しく聞いてみた．とにかく両親とやり取りすることに恐怖を覚えており，顔を合わせることを極端に嫌がる．朝両親が家を出てから居間に行き，嘔吐しないようごく少量の食事を摂る．午前中は多少活動できるのだが，昼食の時間あたりから過食欲求が強まっていき，正午頃から両親が帰ってくる夕方までの間，ひたすら過食・嘔吐が続く．両親が戻ってからは自室に戻り，一切物音を立てず存在を消すように，静かに過ごす．物音を一切立てないという行動は幼少期から続いている習慣であり，些細なことでも叱責を受ける可能性があることから彼女なりに編み出した秘策なのだという．

▶ どう考えたか

　一般的な摂食障害としての治療はおそらく前医でしっかりやってきているだろう．もちろん摂食障害の治療は難しく，十分に治療を施してなお改善していないという可能性も高い．しかしせっかく病院を変わって来てくれたのだから，少し違う視点でもみてみようと考えた．

　実家から離れると良いが，実家に戻ると不調さが出る．入院するとおさまるが，退院すると元に戻る．こうした経過を眺めてみると，実家との距離感に応じて精神症状の大小に差があるように感じた．現在も行動の多くを「両親の機嫌を損ねないようにする」という目的に支配されており，幼少期〜青年期にかけての影響が色濃く残されている．両親との記憶や，結婚中の苦しい記憶が彼女を苦しめているのではないか．そういった側面を意識しながら治療を行っていった．

▶ その後の経過

　本人も現状を改善する手はないかと模索しており，自身で就労移行支援事業所を見つけてきて通所を開始した．また時に近隣地域へボランティア活動に出るなどした．案の定というか，自宅から外に出ている間は心穏やかに過ごせるのだという．一方で，家族と会話があると過食・嘔吐は著明に増悪する傾向がみられるように感じた．

　本人と相談をして，一度入院治療を行ってみることにした．細かい食事の取

り決めなどは一切行わず，「食事を食べる習慣をつける」「退院後の生活拠点を考える」というぼんやりとした2点を目標とした入院だ．入院当初こそ体力の低下もあってしんどそうに過ごしていたが，次第に食事量も増えていき活気が戻っていった．順調な経過かと思えたが，どうにも週末ごとに自宅に外出や外泊をしたがる節がみられた．荷物を取りに行きたいだとか，振り込みがあるだとか，出席したい講演会があるだとか，1つひとつは特に逸脱した理由ではなく理解できる内容なのだが，どうにも頻度が多く感じた．そして外出をするたびに「また吐いてしまった……」と落ち込んで帰ってくるのだ．「母親が食べ物を勧めてきてスイッチが入った」「体重はどうなのと聞いてきた」「祖母が食べろと勧めてくる．私はこのままでいいのに，それを許してもらえない」など，周囲も心配をして言葉がけや対応をしてくれているのだが，彼女はそれを攻撃されているととらえて不調になってしまう．そうなるとわかっていても，些細な用事を作っての外出や電話をやめることができない．これは，家族の愛情を確かめる行動と考えられ，そしてその都度，思いどおりの反応がなく落ち込むその様は，まさしく愛着形成の問題を感じずにはいられなかった．

▶ さらにその後

入院中に施設などへの退院を目指していくつか見学へ行ってみたが，人前で食事をすることに抵抗があるという摂食障害らしさが出てしまい，ここぞという場所を見つけることはできなかった．それならばと一人暮らしを目指したが，入院中に新居探しは間に合わず，いくつかの目星がついた段階でひとまず実家へ退院となった．案の定，実家に帰ると再び過食・嘔吐が始まり，夕方以後は息を殺して生活する日々を過ごすようになった．食事の時間を変えてみたり，食べる内容や量を変えてみたり，外食をしてみたり，いくつかの思いつく方法をトライしてみてもあまり変化はみられなかった．

それから1か月ほどで希望していたアパートに空きが出た．引っ越しの準備はとても大変だったようだ．なにしろ昼間は過食・嘔吐で忙しいし，夕方になると物音を立てることもできないのだから．何とか時間を工面して用意をし，ついに独居を迎えることとなった．

今はまだ一人暮らしを始めて日が浅い段階ではあるものの，始めたその日か

ら過食・嘔吐はピタッとおさまっている．もちろん，量や内容，外食に出たりと工夫をしながらではあるけれども．

> **考察**
>
> 　本症例で初めに気になったことは，「摂食障害らしくない」というところである．本文中にはあえて記載をしていないが，実はボディイメージの歪みがほとんどないのだ．現在の自分を痩せ型だと思っているし(実際は標準体型の中では痩せ型という程度で，摂食障害のグループの中ではそこまで目立たない程度)，食事もきちんと食べられるようになりたいし，健康でありたいのだ．体重も毎日どころかほとんど計っていないため，自分で把握すらしていない．目標体重など全くない．「食べ物を気にして」ではなく「両親の機嫌を損ねないように」1 日を過ごす．探せば探すほど，摂食障害らしくない部分が目につく．しかし過食・嘔吐が長らく続いたことで満腹感や空腹感は薄れてしまっており，摂食障害らしい部分もみられている．
>
> 　道は 2 つあったように感じている．「家族と仲良く過ごす道」と「家族と離れて過ごす道」だ．たびたび実家に戻ろうとするし，一人暮らしを始めた後も家族と連絡を欠かせない彼女には，やはり両親に対して愛情がほしい・認めてほしい面があるのだろう．だが，両親と一緒にいることは束縛されることであり苦しい面もある．きわめて両価的なのだ．両親の立場に立つと，彼女との接しかたがわからないだけで，勝手に入院したり一人暮らしをしたりする娘を突き放すこともなくよく見てくれていると思う．しかし家族と仲良く過ごす道のりを行くには，家族との接触を避けては通れない．嘔吐で疲弊しきり，考えうる全ての手を使っても過食・嘔吐がおさまらないと涙を流す彼女には，その道程は険しすぎるように感じた．現在は「家族と離れて過ごす道」で体力・気力を回復してもらい，またいつの日か，もう 1 つの道へ進む手助けができればいいなと思う．

12 処方薬使用障害とトラウマ

受診の経緯

40代後半の女性．幼いときに両親は離婚し，母親に引き取られた．中学時代に上級生からいじめに遭い，人を信じることが苦手になった．中学2年には非行に走るようになった．高校卒業後，すぐに就労を開始．21歳で結婚し出産もしたが，出産後より夫に暴力を振るわれるようになった．32歳で離婚，この頃より不眠が出現して，内科で薬をもらうようになった．35歳頃からは他の医院でも睡眠薬などをもらうようになり，最終的には10か所以上の医療機関で睡眠薬や抗不安薬の処方を受けるようになった．それを見かねた従姉妹の勧めで当院を受診した．

▶ 初診時

従姉妹とともに受診．本人は「このままではダメになると思う」と言い，従姉妹は「自分は医療者で，薬物使用障害の自助グループに参加して，回復者の話を聞いたので，受診したほうがいいと思った」と語った．本人は疲れ切った様子で，「眠れないことが怖い，夜眠れないと昔の嫌な記憶が蘇ってくる．お酒は飲めないし，自分には薬を飲むしかなかった」と話した．「とにかく薬を切るために，入院したい．非行から更生し始めた息子のために頑張りたい」と自ら希望し，入院となった．

▶ 入院後の経過

入院して，過去の話をするようになった．

21歳で結婚して仕事を退職した．夫とは知り合って3か月で結婚，婚前妊娠だったという．出産後より夫の暴力が始まったが，本人も気が強いために激し

い喧嘩をしていた.

　30歳のとき,夫の親類から性的ないたずらをされかけて頭にきた.夫に不満を言ったものの,夫の反応がそっけなく,「他の人に話せなかったのに」とショックで夫に対して不信感が募った.そこから夫との関係が一層ぎくしゃくしていった.

　32歳で離婚,この頃より不眠が出現して,内科で抗不安薬をもらった.飲むとスッと楽になり,嫌なことを忘れられ,徐々にいろいろな病院からもらうようになったという.特にこの頃息子が非行に走ってしまい,気丈に振る舞うためにたくさん薬を飲んだ.「今回先生から聞いて初めて知ったけれど,同じ薬だとは思っていなかったものが同じ内容の薬だった」と話した.

　37歳の頃から,交際していた男性と喧嘩を繰り返すようになり,そこからは薬がやめられなくなってしまい,結果的に苦しみを取ってくれる薬がますます苦しみを増やす薬となっていた.「ひとり親家庭医療費助成制度で医療費がかからないから,たくさんの病院に行けた」などと話した.

　治療は,これまで服用していた大量の短時間作用型のベンゾジアゼピン系薬剤を,少量の長時間作用型ベンゾジアゼピン系薬剤と,眠気の副作用のある抗うつ薬や抗精神病薬に置き換えた.処方薬使用障害の心理教育も行ったところ,使用障害の症状を理解することができた.退院後には,同時期に入院していた女性患者とともに自助グループに通うようになった.

▶ 外来での経過

　処方薬の乱用はトラウマの自己治療の要素があったのではないか,ということを説明したところ,理解してくれた.また,自助グループへの参加によって,みんな同じような気持ちを経験していること,使用障害が再発しやすい病気であること,感情のぶれが再発のリスクになること,などを学んだ.そして従姉妹の応援も支えになっていると話した.

　時々過量服薬をして,臨時の外来に来て相談することもあるが,そのたびに過量服薬の経緯を話すことができ,さらに外来看護師にも悩み相談をできるようになった.本人も,病院や自助グループで過量服薬した話をしても怒られないという体験により,「正直に話すことが楽になることにつながることがわ

かった」という.

▶ その後

　他院で処方を受けることなく，当院の処方のみで済んでいる．処方内容は長時間作用型のベンゾジアゼピン系薬剤と抗うつ薬．前述のとおり，年に3〜4回ほどベンゾジアゼピン系薬剤を過量服薬して臨時で外来に来院することがあるが，正直に話すことに抵抗感がなくなってきたようだ．夫の暴力や性的いたずらのフラッシュバックがあるが，それを話せる自助グループの仲間がいることがありがたい，と話した．薬物使用障害の治療としては，過量服薬が完全におさまっているとはいえないため，うまくいっていないといえる部分があるものの，トラウマからくる心的な苦痛は低減しており，外来と自助グループ参加の継続を促している．

考察

　ベンゾジアゼピン系薬剤の使用障害は比較的多く，外来での治療方針に悩むことが多い．薬の乱用のみに焦点を当てた治療方針はうまくいかない事例が多い．薬への依存や乱用がある場合，過去のトラウマを抱えている事例も多く，そのフラッシュバックの自己治療を目的に薬を使用しているケースが多いことは，多くの臨床家が経験しているであろう．薬の依存や乱用の症例を診た際には，「自己治療かも？」「背景にトラウマは？」と常に考えるようにしたい．そして何といっても，安全で安心な関係・環境の中で正直に話せることが，治療の基本であり最も重要である．

非現実的な体験を訴える30代男性

13　虐待か妄想か

受診の経緯

30代前半の男性が1人で受診した．「過去の虐待のことを思い出し，怖くなって涙が出る」「眠れない」「父親の乗っている車と似た車種，色を見たとき，また親の好む服を着た人を見ると恐怖感がある」「兄の名前の一文字を見ると動悸がし，恐怖心がわく」などと訴えた．

▶ 初診時の様子

予診では症状やつらい気持ち，これまでの経過などを紙にびっしり書いてきており，とにかく話を聞いてもらいたいという気持ちが強く，勢いよく話した．予診を担当したスタッフから，ゆっくり話すよう促されても，「わかりました．すいません」と返事はするものの話は止まらなかった．

その後の診察場面では，少しゆっくり冷静に話すことができたが，やはり一方的に話すことが多く，突然泣いたり笑ったりすることもあった．幼少時の虐待については，両親が「兄と自分の2人の世話をするのは大変で，自分の存在が要らないから虐待につながった」と理解していた．

▶ 本人の話す成育歴・生活歴・現病歴

幼少時より父親から虐待を受けていたという．小学校に入学すると父親から叩かれたり蹴られたりするようになった．母親，兄弟も，父親が怖くて見て見ぬふりをしていたという．体をロープでくくりつけられたりしたこともあった．本人によると「拷問に近い虐待であった」とのことだった．

また，小学校でいじめを受けた経験があり，それから人が信じられず，常に自分をガードして守ろうとしていた．中学，高校では国語がわからず，いつも

0点であったという．人に説明することが苦手で，人前での発表時などは極度に緊張が強くなった．人の話を理解することも苦手で場の空気を読めない，急な予定の変更などでパニックになることがあるというエピソードも語られた．友人は少なく，コミュニケーションが苦手なようであった．

高校卒業後，製造関係の会社に勤務．本人の希望で，主に夜に出勤し機械の管理をしている．昼間は職場に人が多く大変だが，夜は人が少なく静かで自分に合っているという．

30歳になり，一人暮らしを始めた頃から，過去のことが突然，思い出されるようになった．夜，寝ようと床につくと父親に怒鳴られ叩かれたことなどが鮮明に思い出され，激しい動悸，恐怖心がわき眠れなくなったりした．そんなことが時々起きながらも仕事は頑張り，それなりの生活が続いていた．そして2か月前，仕事から帰宅すると父親がアパートの前で待っていることがあり，恐怖で全身が震え，「帰れ，来るな」と喚き散らした．その後，不安が強くなり不眠などの症状が続くため，受診したという．

▶ どう考えたか

成育歴から自閉スペクトラム症特性をいくらかもっていると考えた．トラウマ的訴えに関しては，体験が非現実的な内容も多く，妄想と虐待のフラッシュバックなどが混在しているように思われた．それらの症状が出始めたのが30代になってからと，外傷体験から長い時間が経過していることも不思議であった．しかし，本人としては，幼少時の出来事をトラウマと感じているのは事実であった．父親から「決して他人に話すな！」と当時から強く言われていると言い，そのため過去のことは心に閉じ込めていたという．

▶ どうなったか

まずは睡眠確保と不安感軽減を目的として薬物療法を開始しようとしたが，「高校生の頃，夕食を摂ると眠くなることがあり，それは夜，父親が虐待するために睡眠薬などを混ぜていたのではないか．幼少時には風邪薬などを強引に飲まされたこともあった」など被害妄想と思われる体験を話し，服薬を強く拒否した．そのため薬物療法はせず，本人の訴えを傾聴することにした．

　職場で注意をされると「怒られた」と感じて涙が出たり，過去のことを考えていると顔に湿疹がみられることは以前からあったが，これを「暴力を振るわれたことで体が変になった」と解釈するようになった．「歯が抜けることが最近増えた．これも暴力を振るわれたことと関連性がある」と考えるようになり，これらは被害妄想のようにも感じられた．「家の仏壇に大麻があった．誰が置いたかは不明．だが，この粉末を自分の体に入れられた．このときの副作用が今，出ている．覚醒剤の後遺症を調べると全て当てはまる」などと話すようにもなった．以降も不眠は続き，「幼少時，理由なく父親に叩かれ，椅子に縛られ朝まで放置された」ことなどの記憶が蘇った．

　しかし，妄想的な発言は続きながらも，仕事は続けてできており，日常生活は何とかできているようであった．やがて通院以外にも，自ら保健所や警察にも相談するようになり，これまで1人で抱えていたことを他の人に聞いてもらえたこと，つらさを理解してくれる人が出てきたことで少しずつ安定につながっていった．

▶ その後……予想外の展開

　しかし，恨みや怒りは強く，虐待した父親だけでなく，母親も自分を騙して貯金を盗んだとして訴追すると言い続けた．身体的な不調や精神的な症状は，大麻などの薬物を無理矢理，体に入れられた結果であると解釈していた．いつも1人で受診し最後まで，家族がやってくることは一度もなかった．

　通院は思わぬところで終了となった．本人が名前を変えることで楽になると考え，実行に移した．その結果，物理的にも精神的にも父親と離れることができ，楽になったという．そして，本人の希望で治療は終結となった．その後，電話連絡が数度あったが，元気にしているという．

> **考察**
>
> 　最後まで本人のみの受診であったので，どこまでが事実でどこからか妄想なのかわからなかった．診断としては，自閉スペクトラム症傾向をベースとした妄想性障害と考えるのが妥当であろう．男性の話す虐待体験は，実際にどの程度のも

のであったかわからないが，男性が自覚的に虐待と感じているという話を否定せずに聞き，またそのしんどさだけでなく，一人暮らしの日常生活の大変さを労う精神療法を続けた．そうするよりほかに方法がなかった．結果として，保健所などともつながることができ，改名するということで，男性なりに折り合いをつけることができたのではないかと考えられる．

　本症例については，今でも「これで良かったのだろうか．もっと適切な支援があったのではないか」と悩む．客観的な情報のない中で「虐待」について話されると，本当のことと思ってよいのか，話を聞き続けることで余計に症状を賦活しないかなど，どう支援したらいいのかと迷う．妄想への付き合いかたとして，「それが正しいかどうかを問題とするのではなく，その体験はとてもつらく苦しいものである，ということへ共感を示すことである」という中井久夫の指摘が思い出される．

　虐待などが事実かどうかだけでなく，妄想かどうかなど，客観的情報が乏しい中で対応をせざるを得ない症例は多い．本症例は，迷いながらも傾聴し共感を示す支持的支援を続けることで，本人なりに納得できる解決が得られる例もある，ということを教えてくれる．また，改名へ動くことが解決になったのは，白か黒か，100 か 0 かという，本人の自閉スペクトラム症特性が関係している．改名によって思考が切り替わったのである．自閉スペクトラム症特性を伴うトラウマ事例では，その自閉スペクトラム症特性を逆に利用できる可能性があることも本症例から学べる点である．

【参考文献】
・中井久夫：妄想患者とのつき合いと折り合い．中井久夫著作集 2 巻　精神医学の経験　治療．岩崎学術出版社，1985

生きている価値がないと思い込んでいた50代女性

14 「醜い」と言ってくるお稲荷様

受診の経緯

「統合失調症」と診断されて高校生の頃より治療されてきた50代の女性.
半年前から「お稲荷様が自分の顔や目をいじって汚くさせている,二重瞼
を取ろうとしている」「お稲荷様が自分の顔が汚いから信心をやめろと言っ
てくる」などと言って両親に暴力を振るったり,衝動的に家を飛び出した
りするようになり,抗精神病薬を増量されたが症状が改善しないため当院
へ紹介受診,そのまま入院となった.

▶ 生活歴

　一人っ子で幼少期に両親は離婚,父親に引き取られ,その後父親が再婚.小
学生の頃はスポーツが得意で頑張り屋だったが,中学生になってから飽きっぽ
くなり,何事も長続きしなくなった.中学2年の頃から人間関係がうまくいか
ず,1人で過ごすことが多くなった.高校2年のときに,友人に容姿のことを
からかわれてから登校できなくなり,病院を初診.薬物加療を受けるも自分の
顔が汚いといった考えが常にまとわりつき,周囲の視線が気になって登校でき
ず,そのまま中退.以後働くこともなく,自宅で両親とひっそりと暮らしてき
た.その間,自分の顔を悪く言われているなどの被害妄想が慢性的にありなが
らも,定期的に通院しながら大きく不安定になることなく経過していた.

▶ 入院後の経過

　最初の頃は,自室で布団の中にうずくまっており,視線を合わそうとせず,
小声で必要最低限の返答をするのみで会話が広がらなかった.ただ,視線は合
わさないのだが,口調は非常に丁寧で,こちらの質問には一生懸命に答えよう

と努力している感じが伝わってきた．「お稲荷様が自分のことを醜いと言っているんです」「周囲からの視線が気になるんです」などの発言があったため，筆者が「顔が醜いというお稲荷様の声が聞こえてくるのですか？」と尋ねると，「幻聴ではないんです．自分の心のうちから湧き上がってくるというか……，周りから聞こえるものではないんです」と幻聴をはっきり否定した．その後の診察でもお稲荷様の話は出るのだが，筆者がうっかり幻聴を臭わせるような表現形を使うと，「声ではないのです」と会話の途中でもすかさず修正が入るのだった．

　1日の大半は自室で過ごしており，部屋の外に出るときは他の患者とできるだけ接触しないように時間をずらして行動していた．身だしなみを整えたいが他者がいる場所に行くのがつらいため手鏡を持ちたい，という希望があり，必要時に短時間だけ渡すようにしたが，ある日突然ボールペンを首にあてて「死にます」と訴えたかと思うと，渡した鏡を投げつけるといった行動を認めたため隔離となった．話を聞くと，鏡を見て自分が醜いと思い衝動的に投げてしまったのだという．しかし，翌日には自分の行動を冷静に振り返り，二度としませんと約束できた．

　入院する以前はどうだったか尋ねたところ，自宅でも入浴時に鏡を見ては落ち込み，その都度お稲荷様と結びつけ，いろいろ思い浮かべては暴れてしまうということの繰り返しだった．また，家族に対して暴力を振るった後は申し訳ないと思い，自己嫌悪感に襲われるということだった．

▶ トラウマに気づいたとき

　ある日の診察の際，「いつからお稲荷様が自分を醜いと言っているといった考えが湧き上がってくるようになったのですか？」と尋ねると，「高校2年生のときです．友達から自分の顔が一重で醜いと言われたからテープで二重にしようとしたんですが，それから全てがダメになって……．それを今でも思い出すんです」と答えが返ってきた．その後，二重にするためにいろいろな美容整形外科を受診したこと，最終的に二重に整形しても満足感は得られなかったこと，今でも何の誘因なく友達から言われた言葉が思い出され，そこから自分の顔が醜いのだという考えが湧き上がってくること，それをお稲荷様に言われている

ような感覚に襲われることをぽつぽつと話した．それを聞き，統合失調症の幻聴や妄想というよりは，フラッシュバックの症状に類似しているように感じられた．

▶ どう考え，どうしたか

　診察を重ねるごとに，自分が醜く生きている価値がないという思い込みが強く，自己評価が非常に低い部分が伝わってきた．そこで，今までのつらかった思いを共有し，自分が醜いという思いが湧き上がってきて衝動的な行動が出そうになったときに，自分なりの対処法を見つけてみてはどうかと提案した．また，自分の短所ばかりを見るのではなく，長所に目を向けることを提案した．しかし，この提案については，「自分には長所なんてありません」とすぐ否定された．対処法に関しては，音楽を聴くのが好きというので，考えにとらわれそうになったときにはヘッドホンで音楽を聴いてみてはどうかと考えたが，残念ながら入院中の事故予防のためコード類は自室に持ち込み不可だったため試みることができなかった．その後，病棟に置いてある漫画や雑誌を自室で読んでいる姿を何度か見かけるようになり，本人も「本を読んでいるとそちらに集中してあまり考えにとらわれにくいかもしれません」とふいに洩らしたことがあった．そこで本人とも話をし，考えにとらわれそうなときには自分が好きな漫画や雑誌を読むようにすることとした．また，本人からは「今の状態はこれ以上良くならないんですか？　薬で何とかならないんでしょうか？　こんな状態で退院できるんでしょうか？」とよく質問されたが，薬だけではなかなか解決は難しいと思われること，思い浮かぶ考えを全く失くすことは難易度が高いので，思い浮かんでもスルーできるようになることを目標にしていきましょうと伝えた．

▶ その後

　鏡を割るといった衝動的な行動は先の1回のみであり，その後は苦しいときは本を読む，ノートにつらい思いを書きこむなど，自分なりに行動を制御するように努力していた．また，強迫的な部分が強いように感じられたため，以前処方されていたクロミプラミンを追加したところ，湧き上がってくる考えにと

らわれることが少なくなり，読書をしながら落ち着いて過ごせるようになった．また，他の患者との交流はないものの，ホールでテレビを鑑賞するなど，一定の距離を取って他人と同じ空間で過ごせる時間も少ないながらみられるようになった．診察時にはやはり会話は広がらず，短時間で終わるのだが，視線は以前より合うようになり，母親が病弱だから帰ったら家事などを手伝わないといけないと退院後の生活のことについても述べるようになった．湧き上がる考えについては，「時々あるが先生に言われたとおりにスルーするようにしている」「それでも胸が締め付けられることもあるが，以前のような行動をするまでには至らない」とのことだった．その後は外泊をして特に問題なく過ごせたため退院となった．

考察

　統合失調症として長年治療をされてきていた症例である．当初は以前からあったお稲荷様に関連した幻聴や妄想がただ悪化したのだと単純に思っていた．しかし，以前友人に言われた醜いという言葉を何度も思い出し，それをお稲荷様から言われているような感覚は，友人から実際に言われた場面が何度もありありと思い出されるという典型的なものとは少し違うが，ある種のフラッシュバックといえるのではないか．単純な幻聴や妄想ではなく，フラッシュバックから発展した幻覚妄想状態なのかもしれないと考えた．また，周囲から醜いと思われるのではないかと恐れて他人がいる場所を避けようとするといった行動も，PTSDの症状に類似しているように感じられた．中学時代には友人がおらず孤独に過ごしてきた中，高校生になってようやくできた友人からの何気ない一言は，本人にとってはトラウマになりうるつらい体験だったのではないかと思われる．高校を中退してからは友人もおらず自宅に引きこもっており，孤独な自分を支えてくれる存在がお稲荷様だったのであろうが，その信頼していた対象から約30年間にわたり，友人に言われたつらい言葉を繰り返し言われることはどれほどの苦痛か，想像に難くないだろう．

　本症例では，慢性の統合失調症のような人格水準の崩れは目立たず，言葉使いは非常に丁寧なのだが視線は合わず愛想も全くなく，本人が違うと感じたことは

すかさず訂正するなど，こだわりが強い印象を受けた．この強いこだわりのせいで，友人から言われた言葉が残り続けて現在の症状につながった面も大きいのだろうが，そういった部分が今回治療に役立ったところもあった．例えば，自分が苦しくなったときの対処法を実践するとか，苦しくなったときに暴れたりしないように自分を抑えようとするとか，こちらと話し合って決めたことを忠実に実行しようとするといった姿勢は，症状の改善につながったのではないかと思っている．筆者からみると，こういう点は誇っても良い長所だと伝えたのだが，本人は納得できないようだった．

　今まで自分が醜いという考えが浮びながらも入院まで至らず自宅で過ごせていたのが，この半年で症状が悪化した原因については最後までわからなかった．何かしらの誘因があったのではないかと推測されるが，あまり踏み込んで質問するとかえって本人への負担が大きいのではと考え，結局その部分には触れずに退院となった．現在も相変わらず妄想は持続しているらしいが，本人なりに消化して精神症状が不安定になることなく，暴力行為にも至らず，定期的に前医の病院に通院することができている．

　最初から統合失調症の幻覚妄想の症状と決めつけず，根底に潜む過去の苦しい体験に気づくことが，治療に重要であることを確認させられた症例であった．他者からみると大きな外傷体験と思われないものでも，人によっては一生心に残る外傷体験になりうる．診療の際には一見取り留めのない出来事と思えても，いったん踏みとどまって症状の発端になっていないか意識して診察することを心がけるべきなのではないだろうか．

15 10年後の告白

19歳のときに結婚し，会社員の夫と子ども2人の4人で暮らしていた30代の女性．以前からもの忘れや気分の落ち込みを自覚することは時々あったが，3か月前頃より，少しずつそれらの症状が強くなってきた．頭痛やめまいといった身体症状が出現し，急に泣き出すなど感情も不安定となり，朝起きることができず，しんどさから食事の用意などの家事もできなくなっていた．「人と会いたくない」「話すことができない」と感じるようになり，1人では外出もできなくなり，仕事にも行けなくなったと受診をしてきた．

▶ 初診時の様子

「気分の落ち込みはこれまでも時々はあったけれど，切り替えができない，自分でコントロールができないのは初めてです」「朝起きると憂うつで午前中が一番しんどいです」「午前中は布団から出られなくて，掃除をしようとか思っても動き出すまで2〜3時間かかってしまいます」「TVをつけてはいるけど，何となく流れている感じです」と抑うつ気分，意欲低下や思考力の低下といった抑うつ症状を認め，これらの症状は3か月前から徐々にひどくなっているということだった．

パートとして働いていたが，職場内での人間関係は非常によく，調子を崩すまでは仕事も順調だったという．家族の仲もよく，本人としては「これがきっかけで」という心当たりはないということだった．唯一，何かストレスのようなものがあるとしたら，母親が昔ながらの考えで「気のもちようだ」などと言ってくるのがしんどかったが，最近はあまり顔を合わせないようにしている，とのこ

とだった．

「うつ病」と診断し，自宅で療養をすることを提案したが，本人としては職場に迷惑がかかるからと消極的だった．しかし，職場の上司も昔「うつ病」で苦しんだことがあるとのことで，治療に対しても非常に理解があり，上司とも相談をしたうえで自宅での療養と抗うつ薬による薬物療法を開始した．

▶ その後の経過

薬物療法はあまり効果がみられなかった．母親と折り合いが悪いので実家では休めないことや，夫にもう少ししんどさを理解してほしいことを診察で訴えたため，家族とも話し合いの場をもった．家族もストレスと感じるようなことは減らしてくれるなど，彼女が療養しやすいような環境を整えることに協力的だった．しかし，初診時よりは少し症状が改善したものの，低空飛行の状態が続いた．いったん復職はしたのだが，長くは続かずに結局退職した．その後は，休みながらでも何とか家事をこなしていた．時折，生活の中での何気ない一言に反応したり，些細な喧嘩などで衝動的に大量服薬やリストカットをしたり，といった行動が数年に1回くらいの頻度でみられたが，病状としては大きく変わることはなく，かといって改善することもなかった．軽度の抑うつ状態が長く持続しながらも，日常生活である程度のことをこなす日々が続いていた．

▶ 突然のトラウマの告白

初診から約10年経ったある日の診察で突然，実は中学生のときから成人するまで，父親から性的虐待，暴力を受けていた，ということを話し始めた．当時は誰に相談していいかわからなかったこと，たびたびフラッシュバックが起こり，息をするのもしんどくなり，全身の震えが止まらなくなることが今でもあること，その後は抑うつ状態が強くなり何もできなくなること，などを話した．結婚して自分の家庭をもっても，その苦しさは一向に消えず，思い切って父と母と話し合ったこともあったが，父は「そんなこと今さら言っても事件には問えないよ」「自分が死んでもフラッシュバックは消えることなく続くよ」などと言われ，自分に対して申し訳ないとか，苦しみを理解しようという姿勢が全くみられなかった．また母親も，当初は「もっと早く言ってくれたら良かった

のに」と言い，謝りもしてくれたが，最終的には「お父さんをどうしたいの．許してあげて」と父を擁護した．それなのに，お正月などの行事では「帰っておいで」と言う．自分ではどうすることもできず，距離を取ることしかできなかったということであった．

　どうして話をしてくれたのかと尋ねたところ，最近の TV のニュース番組で子どもの虐待に関する報道が多く，それを見るとフラッシュバックが頻発するようになったからとのことだった．これまでは誰かに相談するということを思いもしなかったのだが，少しずつニュースで得た情報やそれを元に自分で調べていくうちに，このトラウマ体験については，自分なりに決着をつけなければならないと思った．そして，自分の子どもたちにも打ち明け，虐待被害の相談窓口や家庭裁判所で相談をした結果，調停をすることにしたと述べた．まだ症状は完全に回復したわけではないが，その日を境に，表情は明るくなり，また本人の気持ちも少しずつ軽くなっている，とのことであった．

▶ さらなる告白

　それから数か月後，少しずつ症状は改善し，服薬していた抗うつ薬も漸減していった．ある診察で彼女から，今回のことで自分のように苦しんでいる人たちのために，今後自分も何か役に立ちたいと言い，話し始めた．

▶ 患者が語った話

　小学校の高学年になっても，父が一緒にお風呂に入りたがったり，布団にやってくるのは，自分のことを可愛がってくれているからだと思っていた．中学生になり，思春期に入ったことや周りの友達の家庭の話を聞くうちに，「なんか違う」と感じるようになった．そこで，自分から父と距離を取ってみたところ，父の機嫌が悪くなって，怒鳴られたり，物を投げられたり，力で抑え込まれたりし，従うことしかできなかった．また，母親もしつけで手をあげる人であったため，幼少期から力で抑えられることに対して免疫ができていた．当時は，時代的にも親が理不尽に子どもに手をあげるということも珍しいことではなく，誰かに相談をするという発想もなかった．中学卒業までは，ひたすら耐えるしかなく，卒業後に寮のある高校へ進学して家を離れ

たが，寮生活へ適応ができず，退学．その後実家に帰ったが，再び父による性的虐待，暴行が始まった．この頃から「記憶をコントロール」というか，「記憶をなくす」「記憶を切り離す」ことができるようになり，父からの性的な行為があった翌朝でも，何もなかったように笑顔で父に「おはよう」と挨拶できるようになっていた．

　同じように複雑な家庭環境で育った現夫に出会い，初めて全てのことを打ち明けた．夫がそれらを受け止めてくれたこともあり19歳で結婚．やがて長女を出産した．結婚を機に実家とも少し距離を取って生活していたが，2年後のある日，夫が仕事に行っている日中に家で子どもの面倒をみていると，突然父がやってきた．ショックはとても大きく，恐怖でうずくまっていると父は何もせずに帰っていった．その夜に夫に相談し，夫から父に話をしてもらいそれ以降はなくなった．しかし，自分の娘が高校生になるまでは，自分と同じようなことを娘にもするのではないかという緊張を常にもっていたのに，親戚で集まるときには，何もなかったかのように楽しそうに振る舞うことが苦痛でしかたがなかった．

　子育てについては，娘を自分と同じようには育てたくないと思う一方で，子どもに手をあげている自分に気づき，自分なりに育児の勉強をしたり，幼稚園や学校になるべく相談に行きアドバイスを聞いたりして必死にやっていた．そのため，自分の過去を振り返る余裕もなく一生懸命進んできたが，子育てが一段落し，子どもに手がかからなくなったときに，夫は仕事，周りの友達はちょうど子育ての真っ最中という状況になって，急にふっと自分の時間ができ，過去のことを考え込んだりするようになった．この頃からフラッシュバックや嫌な夢を見るようになり，徐々に抑うつ的となり，抑うつが強まるとますますフラッシュバックが増え，自分では忘れていた記憶が，そのときの雰囲気とともに，突然パッと出てくるようになった．さらにそのことで抑うつが強まり，自分ではどうすることもできない状況に陥ったため受診に至ったという．

　話しはじめるまでの時間については，自分では決して長かったとは思っていない．性的虐待のことについては自分の中で小さくしようと思い，ずっと握りしめたままで，いつしか日常に追われ握りしめていることすらも忘れて

いた．ふとしたときに握りしめていたことを思い出し，握っていた手を開いてみたら，自分が想像していた以上に噴き出してきた．それを薬の力や，診察で話を聞いてもらい落ち着かせながら，進んでみたり，戻ってみたり，止まってみたり……．それが，自分のことを苦しめ続けているものはこれだったんだ，ということに気づいていくために必要な時間で，決して無駄な時間ではなかったと思う．自分で自分のトラウマに気づいている人は，「こういうトラウマがあって」と診察で話して，早く良くなっていくのかもしれないけれど，自分はトラウマだと気づくまでに時間が必要だったと思う．もし，（外から）気づかせようとされたとしても，自分自身で向き合う覚悟ができていなかったので，逃げたり，見ないふりをしたと思う．今回，トラウマのことに自ら向き合おうという覚悟ができたきっかけは，虐待などの報道が増え，社会も変化していく中で自身の意識が変わってきたということもあるが，子どもたちが成人し，1人の大人としてこのことを話すことができ，支えになってくれたことが大きく，子どもたちの成長過程，そのための時間というものが必要だった．

考察

　彼女は，トラウマについて「気づかなかった」「言えなかった」と話してはいるが，実は「言わない」と自ら決め，それをエネルギーに変えて頑張ってきたのではないだろうか．トラウマ治療において，トラウマのことを話し始めるとさまざまな症状が出たり，問題行動を伴ったり，取り巻く環境が混乱したりと，いろいろなことが絡み合い，どんどん複雑になっていってしまうことは少なくない．ふっと気を緩めた途端に，自分では歯止めが利かなくなり，収拾がつかなくなるからなのかもしれない．彼女自身が，そのように意識していたかどうかはわからない．「握っていたものが思っていたよりも噴き出てきて」受診したと話したが，その噴き出してきたものを止めるための相談をするというわけでもなく，基本的には，医療機関は噴き出るものを抑える包帯くらいの感覚で，「言わない」ことで事態を大きくこじらせることなく頑張り続けていたのかもしれない．トラウマに対して筆者は「聞き出す」か「出てくるまで聞かずにそっとしておく」かのどちらか

と考えていたので，患者も「言う」「言えない」のどちらかだと思っていたが，「言わない」というトラウマの乗り越えかたがあること（「言わない」という方法を選ぶ人はそもそも医療機関を訪れることはあまりないかもしれないが），その治療的な意味合いについて考えさせられた．

16　妻の死

夜眠れない，気持ちが沈み仕事に集中できないとの訴えで受診．受診の約1年前に妻が急病で他界し，その後，不眠や食欲低下が続いていたが，ここ最近症状がさらに悪化し，仕事にも困難をきたす状態となり精神科受診となった．

▶ 生活歴・現病歴

　もともと大人しい性格で対人交流は得意ではなかったが，学生時代は特に大きな問題はなく成績も優秀であった．理系の大学を卒業後，技術者として会社に就職した．27歳時に結婚し，男児をもうけた．妻は育児をしながら，パン屋やケーキ屋で働いた．妻は独立して自分の店をもつことを長年希望しており，そのための準備を寝る間を惜しんで行い，夫もそれを支えた．開店の準備がおおむね整った頃のある日，妻が自宅で倒れているところを発見された．すぐに救急搬送されたものの，心筋梗塞のためにそのまま永眠した．

　妻の葬儀などの一連の手続きを終えた頃から不眠傾向となり，仕事には行くものの頭が真っ白になって仕事に集中できないことが増え，自責的な思考が湧いてきてこのまま消えたほうが楽なんじゃないかなどと考えることが増えた．趣味で熱心に取り組んでいた釣りにも全く行かなくなった．大学生となった息子が同居しており，その息子のためにも頑張らないといけないと気持ちを奮い立たせ仕事は何とか続けていたが，妻の一周忌の頃から抑うつ気分や希死念慮がさらに強まり仕事にも困難をきたす状態となり，会社の勧めで精神科受診となった．

▶ 治療経過

　初診時は抑うつ気分，意欲低下，自責感，希死念慮が持続しておりうつ状態にあった．「自分は価値のない人間」「自分のせいでこんなことになった」といった考えが頭の中をめぐり，不眠状態が続いていた．症状の経過として，急死した妻の一周忌の頃から自責的思考が強まりうつ症状が悪化しており，妻の死に関連しているように思われたが，通常の死別による悲嘆反応としては期間が長期にわたっていた．うつ症状が強く，まずはその症状の改善が必要であり，仕事は休職，抗うつ薬中心の薬物療法も開始した．その結果，約2か月後には不眠や抑うつ気分も軽減し日常生活を送るには大きな問題はなくなったが，「感情が湧かない」「何をしても楽しめない」といった訴えは続いており，趣味の釣りにも行く気持ちになれず，自宅にこもりがちの生活となっていた．また，急に強い自責感と希死念慮が湧いてきて涙が出てくるというエピソードも認めた．

▶ トラウマに気づいたとき

　うつ症状が軽減し，ある程度日常生活が安定してきた段階でも，トラウマ反応を思わせる症状を認めたため，妻との死別時の状況について慎重に時間をかけて教えてもらうこととした．妻は日中の仕事も続けながら，深夜まで休まず開店準備を続けていた．妻は疲労感はあったものの開業に向けて生き生きと準備をしていたが，亡くなる数日前から胸の違和感を訴えていたという．しかし，その時点では我慢できる程度の軽いものでいつも服用する鎮痛薬で様子をみていた．「疲れているんだろうから無理せずに」と妻に声をかけてから本人は朝出勤したが，それが妻とかわした最後の会話となり，その日の夜に本人が帰宅すると試作のパンに囲まれて妻は倒れていたとのことであった．

　妻の葬儀を頑張って終えたが，「自分があのとき病院に連れていけば救えた」「妻に無理をさせた自分のせいだ」という思いがその後も続いた．妻が開店準備をしていた部屋には足を運ぶことができず，ずっとそのときのままの状態になっていた．自宅での生活スタイルも妻が生きていたときのままの状態を維持しており，また家事全般や庭の手入れも妻と同じやりかたを目指して，家全体が同じ状態をキープできるように頑張っていた．趣味の釣りや友人との交流もほとんどやめてしまい，自宅での家事に時間をつぎ込む生活となっていた．親

戚ともできるだけ会わないようにして妻の死に関する話は避けるようになっていた．その生活を続けていたが妻の一周忌の際に親戚が集まった折に妻が亡くなったときの感情が思い出され，その後自責感，抑うつ気分が強まったようである．

▶ どうしたか

　外傷的な形で妻を亡くしたことで，妻の死を想起するような事柄や話題を避けるようになり，喪失を受容することができない状態が続いていると思われた．それに加え，妻がいたときの生活スタイルを維持するために趣味や対人交流をやめてしまい，回避的で自宅にこもりがちの生活となり，時が止まっているような状態となっていた．

　自宅での生活自体はある程度安定したものとなっていたため，本来の本人らしい生活を取り戻すことを支援することとした．同居の長男にも協力してもらい，長男の提案で以前はよく一緒に行っていた釣りに，また一緒に行くこととなった．また，回避的となっていた外出や友人との交流も少しずつでも再開していくことが回復につながると思われることについても話し合った．

　妻との死別のエピソードについても慎重に扱うこととした．「自分のせいで」という自責的感情がとても強い状態が続いていたため，そのときの状況をともに整理し，心筋梗塞の予測は困難なもので，あのような状況で事前に発見することは誰であってもできないこと，誰にも責任があるものではないことについて話し合った．また，このような苦しい形で死別をした場合に精神的な症状が生じ，持続することは異常なことではなく，そこからの回復過程には個人差があるということも伝えながら支援を継続した．親戚と会って妻の話題となったときや妻の部屋に入ったときにトラウマ記憶を想起することがわかったため，その際の対処について診察の中で話し合った．

　これまでは全て同じ場所に置いたままであった自宅の妻の遺品に関しては，長男と話し合う中で，ゆっくりと整理をしていくこととなった．長男の支えもあり，時に自責的な感情を想起しながらも，遺品を整理する中でわずかずつだが妻を懐かしむ感情も出てきたようであった．妻の部屋は当面はそのままの状態で残しておくことを本人と長男で決めた．自宅での生活スタイルについては

2人が健康に生活できることを大切にして，家事や庭の手入れも昔のやりかたを維持することにこだわらないスタイルに少しずつなっていった．

　仕事へ復帰し，生活自体も安定したものになったが，初診日から1年ほど経った段階でも妻に対する自責的感情は続き，親戚と会うことには回避的で，昔と比べると対人交流も少なめであった．しかし，長男とは妻の生前の話題を穏やかに話すこともできるようになり，ゴルフを楽しんだり，自宅でリラックスして過ごす時間がとれたりと，少しずつ本人らしい生活が戻ってきているようである．

考察

　妻の急死による死別反応で始まったことは当初から明らかであったが，当然の反応でもあるので，詳しく触れることはしないでいた．だが，死別反応としては長期なため，詳しく話してもらったところ，自責の念が強いことがわかったものである．自責感について，十分に話してもらい，それを話題にしていくことで，止まっていた時間が動き出したと考えられる．悲嘆反応に強い自責感が加わったために，時間が止まっている症例は少なくない．「悲嘆の陰に自責あり」と考え，自責感をしっかりと受け止めて，話し合っていく姿勢の重要さを学んだ症例である．

17　なんで涙が止まらないんだろう

「抑うつ気分，意欲の減退，悲観的思考，希死念慮を認めるうつ病で，本人は修正型電気けいれん療法（mECT）を希望している」ということで，20代の女性が精神科クリニックより紹介されてきた．

▶ 初診時

　「憂うつで気力がわかない．毎日が楽しくない」と，無表情で淡々と話した．抑うつ気分，意欲低下，倦怠感を訴えたが，表情に苦しさが表れず，表情と内的な苦痛の間に不一致があるようであった．「頭の中にもやがかかったような感じで，とても苦しい」「楽しい，面白いなどの活き活きとした感情が感じられない」などと話すことから，女性を苦しめているのは離人症状が大きいのではないかと感じた．薬物療法を5年あまり受け，ほとんどの抗うつ薬を試したが，どれも効かなかったか，副作用が出るだけだったという．mECTを受けると，この長年続く頭のモヤモヤが取れてすっきりするのではないか，と期待しているようであった．

▶ 生活歴・現病歴

　小5のときにいじめを受けたことがあった．中学生の頃から，毎日が楽しくないという感じがあり，また「お腹の鳴る音が周囲の人に聞こえるのではないか」「おならが漏れるのが周りの人にわかるのではないか」と気になるようになった．授業中や友達に会うときにお腹やおならの音がいつも気になってしまい，中3は休みがちだったという．

　何とか高校に進学したが，高2の頃からしんどくて勉強ができなくなり，高

3 からは学校に行けずベッドで寝て過ごすようになったという．その頃から，精神科クリニックへの通院を開始し，うつ病と診断され，薬物療法を受けてきた．数年間通院しているが，家から出られない日々が続いている．

▶ トラウマに気づいたとき

　初診時，小学校・中学校時代の話を聞いたとき，ふと女性は「親が宗教を信仰していて，幼稚園から中学校まで，週何回か会合に出たり，親の布教について家を一軒一軒回ったりしていた」と話した．その様子を想像し，「大変だったでしょうね」と言うと，無言のまま急に涙を流し始めた．そして，「あの頃のことは，よく覚えていないんです」とつぶやき，しばらくして，「訪問しても断られることが多かった」「いろいろやってはいけないことが多くて大変だった」「宗教に対する両親の考えかたが違い，言い争いが続いていた」などと淡々と話した．その話題を口にしている間は涙が止まらず，「不思議だ．何で涙が流れてくるのだろう」と口にした．小・中学校時代の体験は，本人にはとてもつらいものであり，それが対人緊張や，抑うつと離人症状・解離症状を持続させたのではないかと想像した．

▶ どう考え，どうしたか

　女性は無表情で淡々としていたが，抑うつ症状・離人症状を認め，自覚的な苦痛感はとても強いものと思われた．5 年以上続く症状は，彼女の生活が行き詰まっているためかもしれないが，それだけでなく，彼女を，小学校時代のつらさから護ってくれているのではないか．それを治療によって急に取り去ってしまうのは良くないのではないか，ゆっくりと抑うつ症状と離人症状が改善することが大切ではないか，と考えた．

　そこで筆者は「頭のボーっとした感じややる気が出ない感じに，長年，あなたは苦しんでいます．確かにとても苦しいと思う．だけど，長年続く症状には，何かもっとつらいことからあなたを護ってくれているという役割があるかもしれない．それだからこそ，薬も効かなかったし，mECT をしても一時は良くなるかもしれないけれど，しばらくすると元に戻ると思う．あなたに必要なのは，少しずつ何かをしていくこと．何かをしていると，少しずつ面白いとか，楽し

いという感覚が戻ってくる．ゆっくりと感覚を取り戻すのが，一番良いのではないかと思う」と説明した．女性は「でも，何かをしようという気持ちが湧いてきません．しんどい状態がこのままずっと続いて，治らないような気がします．やはり mECT をしてほしい」と希望した．

筆者から「ボーっとしたり，忘れたりするのが，急に取れてしまうと，あなたはもっとつらくなるように思う．それがとても心配です．ゆっくりと，何かをしながら感覚を取り戻していきましょう」と重ねて話をしたところ，女性は半信半疑のようではあったが，同意してくれた．

▶ その後の経過

通院を開始し半年ほど経ったとき，女性はスーパーの裏方の仕事を見つけ，働き始めた．生まれて初めての仕事なのでわからないことも多いようではあったが，何とか続けていた．表情も次第に明るくなっていったが，診察で具合を尋ねると，「何とか仕事をしているが，ボーっとするのは良くなりません．こんなのでいいのでしょうか」などと不安を口にした．頑張っていることを評価したうえで，「まだまだしんどいと思うけど，これから少しずつ，いろいろな気持ちが感じられるようになり，思い出も湧いてくると思う．楽しいものもあるが，つらいものもある．もしそのようなものが出てきても慌てないでくださいね．しばらくすると消えていくのがほとんどだから」と伝えた．表情が明るくにこやかに変化してきているので，仕事をしていることがプラスになっていると感じた．

その後，2年あまりのうちに，働く場所を2つ替えた．通勤に時間がかかるとか，仕事の内容が合っていないという理由であった．しかし，表情は明るく，やがて「時に楽しいなと思うときが出てきた．昔のことをふっと思い出したりする」などと話した．その頃に，親から離れ，一人暮らしを始めた．そして「正規の職員で働きたいので，職業訓練校に行きたい」と言い，学校に通いパソコン入力などを勉強し，正社員として就職した．今でも年に2〜3回，近況を報告しにやってくるが，元気である．

考察

　小学校時代の過酷な体験が，対人緊張を生じさせ，さらには，抑うつ，離人，解離などの症状をもたらした．筆者は，女性はトラウマ的体験をしたが，それは抑うつと解離によって護られており，それらが急速に取れると，混乱し，自己破壊的行動に至ると考え，少しずつ回復していくことが大切と考えた．「頭で考えるより，何かをしてみる」ことを勧め，少しずつアルバイトや仕事を行うことを提案した．年単位の変化ではあったが，明らかに表情や雰囲気が明るくなり，一人暮らしを始め，正規職員として働くまでに至っている．対人緊張は，当初は認められたが，働いているうちに改善していった．

　本症例のように，抑うつの背景にトラウマが潜んでいる例はしばしばあり，特に離人や解離を伴う場合は非常に多い．さらに，表面の抑うつなどの症状が，トラウマによる自己破壊的な破綻を防いでいることが少なくない．そのような症例では，トラウマへの直接の介入よりも，まずは生活基盤の安定が優先される．生活基盤の安定のないままのトラウマへの介入は，心肺機能が落ちた状態の患者に侵襲性の高い外科手術を行うようなものである．

　患者はトラウマを治療者に受け止めてもらえたことで，精神的に支えられつつ，何とか働き始めることができた．そして，自分は食べていけているという安心感と若干の自信を得た．それがトラウマを抱えつつも人生を生きていく力になったと考えられる．トラウマ治療で最優先される安全の確保には，生活基盤の安定も含まれる．もし患者の希望に従って mECT を行ったとしても，おそらく改善は得られず，生活基盤を失った「病人」の人生になっていった可能性が高いと考えられる．

18 一難去って……

受診の経緯

出生，発達は特に問題なく，健診での指摘もなかった．小学校 5 年生から
いじめを受けるようになり，不登校となった．当時の担任にも「あなたがい
なくても誰も困らない」などと言われ，頼れる人・守ってくれる人がいな
いため学校という場が怖いものとなった．そのため中学に入学するも 1 日
も登校できずに卒業となった．高校は定時制高校へ入学し，無遅刻・無欠
席で卒業できた．高校卒業後，ティッシュ配りを 1 日，レストランで 1 週
間のみアルバイトをすることができた．それ以降仕事は何もせず，外出は
幼い頃から可愛がってくれた叔父とドライブへ行くくらいで，あとは自宅
で趣味の編み物をするなどほぼ引きこもりの生活となった．

10 年ほど前，叔父の車でドライブをしている際，他の車と衝突しそうに
なりクラクションを鳴らされた．それに対して叔父も鳴らし返したとこ
ろ，相手の運転手が怒って叔父と口論となるという事件にあった．「ガラス
を叩き割るぞ！」などと脅し口調で話している状況を車内から見て，強い
恐怖を感じたという．それを機に漠然とした不安感や車に乗ることへの恐
怖，大声で話をする人や大きな音に対して過敏となり不眠も認めるように
なった．長年我慢してきたが，最近になり，突然当時の光景が蘇り動悸を
認めるなどフラッシュバックもみられるようになったため，受診となった．

▶ 初診時

これまでの経過を淡々と早口に話した．自分が相手の運転手と口論したかの
ような言いかたであり，相手を攻撃するような物言いではあったが，不安感，
恐怖心，不眠，食欲低下などの訴えを一通り話し終えると幾分かスッキリした

117

表情にみえた．交通事故ではないが，叔父と他者との口論，脅し口調を目の当たりにしたことがトラウマ体験となり，フラッシュバック，不安感，抑うつ感，睡眠障害，食欲低下などが引き起こされている，トラウマ関連症状と考えた．

▶ 経過

　本人の困っている症状に焦点を当て，睡眠薬，抗不安薬の処方を開始した．その結果，徐々に睡眠はとれるようになったが，人混みへ行くと動悸，不安感がみられ，時に過呼吸となることは続いた．また，物音や大きな声に対して過敏さがみられるため，抗精神病薬の処方を開始した．

　その後，症状の改善はみられ，フラッシュバック様の症状も次第に認めなくなったが，外出することはほとんどなく自宅で過ごすことが多かった．外出は母親と人が少ない閉店間際の時間にスーパーへ行く程度であった．単独での外出はなく，必ず親が同伴した．趣味の編み物の材料を買いに店へ行くことはあったが，他者との関わりはほとんどなく，交友関係はインターネット上での知り合いのみであった．

　診察には 2 週間に一度，定期的に通院していた．しかし，待合室に人がいると視線を感じて怖いと言い，順番が来るまで車の中で待つということを続けている．普段，他者と関わることがないため，診察での会話が唯一の他者と話す場となっていた．なかなか外に出ることや他者との関わり，就労までにはつながらないため，ケースワーカーとの面談を開始し，わかものハローワークへ数回行ってみたが，利用はできなかった．

▶ どう考えたか

　口論を目撃したというエピソードはあり，それに対する PTSD 様の症状はあったにせよ，症状が改善しても進展がないことや，ほぼ引きこもりの生活をしていることから，ほかに原因があるのではないかと考えた．

▶ その後の経過

　毎回，通院は母親が連れてきてくれるのだが，あるとき，診察場面で母親に対する不満をぶちまけることがあった．母親は自分の思いどおりに周りが動い

てくれないと気が済まない性格であり，できない患者に対して罵ることがしばしばあり，母親の言動に対して敏感となっていることがわかった．一見，穏やかに見える母親だが，患者の前では口調が荒くなることがあるようだった．その後も母親との喧嘩の話が出ることが多く，例えば明らかに母親が悪いこと（時間を守らない，自分勝手に動くなど）をしてもそれに対して謝ってくれないことに怒りを露わにするようになった．

　普段は県外で働いている兄や妹との関係も悪く，兄や妹が帰省する数日前より情緒不安定となり，さらに帰省中は持病の喘息が悪化するなど身体症状が起こることも話すようになった．家では我慢することが多く，診察場面では不平・不満を爆発させた．母親や兄・妹が，「何もしていない」「何もできていない」と患者を責めるのが，不登校になった頃から続いていたようであった．母親も感情的にカッとなることがあるのを認め，「いけないとはわかっているのだが，家に引きこもって何もしない本人を見ていると，つい怒ってしまう」と話した．口論の目撃という外傷体験以前に，家族との関係性がトラウマ的な体験となり現在の患者を苦しめているとわかった．

考察

　女性には3つのトラウマ的な体験があった．時間順で行くと，①小学校高学年にあった同級生，教師からのいじめ体験，②その頃から始まったと思われる親，兄妹から責められるという体験，③10年前の口論の目撃という事件，である．③によるPTSD症状が契機となり精神科受診が始まったが，それは時間とともに改善し，②が診察で毎回語られるようになった．前景にあるトラウマ症状が消えたとき，背後にある問題がみえてきて，実はその対応がとても難しいということはしばしば経験することである．

　現在も2週間に一度の通院は継続しており，診察では傾聴することに徹している．女性も2週間の様子を一通り話すと少しスッキリし帰宅していく．家庭ではそれなりに安定しているが，人への緊張や恐怖，外に出られない引きこもった生活は続いており，再度，就労支援などを行い，家族から少しずつ離れる時間をもつことはできないかと考えているところである．

過食・嘔吐を繰り返していた 20 代女性

19　思春期の記憶はない

受診の経緯

過食を主訴に受診した 20 代後半の女性．ひどい痩せはなく，とても真面目な人で職場では信頼されていた．仕事もきっちりしていたが，一人暮らしのアパートに帰宅した後，過食と嘔吐をし，一通り終わってから就寝するという生活を送っていた．過食・嘔吐は急に始まったものではなく，20代前半から徐々に始まり，特に原因はないという．成育歴を尋ねても「子どもの頃のことは話したくない」という点は気になったが，社会適応は良好で，過食は毎日ではなく，程度もひどくはないようだったので，時々通院してもらい，支持的に話を聞く対応で診ていた．2 年間ほどの通院で症状は軽減した後，通院が途絶えた．

▶ 再診時

　5 年ほどして，再び筆者の外来を受診した．前回の通院は，もう通院しなくても 1 人でやっていけるのではないかと思って中断し，その後数年は特に変わらなかったという．だがその後，過食・嘔吐は徐々にひどくなって毎日になり，以前は少しだった酒量も増えてきたため，通院歴のある筆者の外来を再度受診した．飲酒は毎日ではないものの，飲酒する日はいきなり焼酎を飲み，酔いが回ってから過食・嘔吐を何度かして，夜遅くに眠りにつくのだという．お酒の乱用は悪夢への自己対処であった．

　仕事について尋ねると，働きかたは異常だった．年中無休の職場なのだが，彼女は連休やお盆，そして年末年始も自ら希望して休日勤務を引き受けていた．なので同僚からは何ともありがたい存在として尊敬されていた．理由を尋ねると，休日は朝から飲酒や過食・嘔吐をしてしまう危険がある苦しい日だか

らだと言う．いきなり焼酎を飲む理由について尋ねると，就寝時間まで起きているのが苦しくて，「考える時間を消すため」だと教えてくれた．また，恐れている症状の1つは悪夢であり，ブラックアウト（飲酒時の記憶をなくすこと）のような形で睡眠に入るほうが悪夢を見なくて済むのだった．自分を大事にするという感覚が乏しく，「以前行っていた内科にも行っていない．治りたいのかどうかもわからない．自分を傷つけたいんだと思う．ソフトな自殺をはかっているのかも」などと述べた．

▶ トラウマに気づく

　成育歴が深く関係していると思われたので，あらためて成育歴を尋ねた．すると，小学生高学年から高校生の途中までの記憶がほとんどなく，自分としても蓋をしているとのことだった．「ある時期の記憶がない場合，その時期にとてもつらい体験をしていることが多い」と説明すると，しばらくの沈黙の後に，渋々といった表情で肯定した．だが思い出したくないし，思い出そうとしただけで苦しくなると述べたため，直接は扱わずに支持的に治療していく方針とした．筆者の診察待ちが毎回2時間以上あり，その間を利用して女性心理士に心理面接をお願いした．性的なトラウマの可能性を何となく感じたので，男性治療者とは別に女性治療者がいたほうがよいと感じたからだ．

　診察では，調子を尋ねても「大丈夫です」が口癖だった．親と仲は悪くないと言いつつ，親の来院を求めても心配をかけたくないと言って，応じてくれなかった．だが，いろいろと尋ねると「自分のことは考えたくない．見たくない．自分に興味がない．自分が嫌い」「自分には価値はない．ここに通うのも申し訳ない．医療費を使うのも無駄な気がする」などと述べた．

　心理士との面接では仕事の話が主な話題であったが，徐々に悪夢の内容も話してくれるようになった．そして，「父親から暴力を受けていた」「今まであまりにも自分をいじめすぎた」「女性として扱われるのが怖い．自分は中性．女性だから仕事をいくらか免除とか言われても困る」「職場では自分は道具（としての価値しかない）．代わりの道具はいくらでもある」「母親にも可愛がられた感じはない」などといったことも述べるようになった．

　いろいろと話してくれるようになったことは精神療法的には進展と思えた

が，一方で強固な防衛が緩むことでもあり，飲酒量と過食はむしろ増えていっ
た．毎晩ブラックアウトの形で入眠するようになっていた．年度末の有給休暇
の消化が苦痛になっていたので，短期の入院を勧めた．入院は短期の予定だっ
たが，たまたまの身体合併症のために2〜3か月は仕事を休まざるを得なく
なってしまった．通常なら，その間自宅療養となるのだが，彼女にはそれは無
理だった．実家に帰るのも絶対嫌だと言う．筆者は「休むことができるようにな
ること」を目標に，長めの精神科入院を勧めたところ，患者はあっさり同意して
くれた．

▶ 入院

　入院後，アルコールの離脱症状や過食衝動は起きなかったが，入院から1週
間で，何もせずに過ごすのが苦しくなり，「退院も考えている」と述べた．緩ん
で人に頼ることを覚え，生きかたを変える重要さを説明すると，「緩んでしまっ
たらもう戻れないんじゃないか，何もできなくなるんじゃないか．頼り出した
ら際限がなくなるんじゃないか」などの不安を泣きながら話した．不眠も強く，
抗精神病薬をかなりの量まで漸増したが鎮静的になることはなかった．

　診察ではこれまでの生きかたを話してもらった．「仕事とかで感謝されるの
は嬉しいけど，褒められると困る．どう反応してよいかわからない．自尊心が
低いのだと思う」などと述べた．中学の記憶はないものの高校の途中からの記
憶はおおむねあり，友人からはなぜか頼りにされていたといったことを少しず
つ思い出して話してくれるようになった．作業療法ではさまざまな作品を精力
的に作り，仕事のようになってしまった．看護師の言葉かけにも「大丈夫です」
と返答するのが常だった．作業療法士によるリラクゼーションへの参加を促し
たところ，開始数分で苦しくなり退室してしまい，以後の参加はできなかった．
それでも，日中にベッドで横になることが徐々にできるようになり，入院3か
月ほどで「だいぶ緩められるようになった気がします」と述べるようになった．
リラクゼーションは怖くて参加できないままだったが，「のんびり」「まったり」
がいくらかわかるようになっていった．数回の一時退院を挟んで半年近く入院
して退院し，復職した．

▶ 退院後

　退院後，過食・嘔吐は再開したが，飲酒は数日ごと程度に抑えることができていた．以前は休日を恐れていたが，「連休でなければ数日ごとに休日が欲しい」と思うようになった．筆者が「人間らしくなった」と褒めると苦笑した．「職場で頼りになる人」から緩むようになった反面，仕事がきっちりはできなくなり，仕事に支えられていた自己価値観が揺らぎ始めた．半年後，仕事に集中できていないことを上司に指摘され，しばらく休むように言われてしまったため，2回目の入院となった．

▶ 再入院

　再入院後，母親の来院を再度求めたが，やはり拒否だった．母親の気持ちについて話し合う中で，「母は私を娘として可愛いとも思うけど，憎らしいのだと思う」と述べた．その理由を尋ねると，「お父さんを取られたから」と述べるため，どういうことかと尋ねると，「私はずっと父から性的虐待を受けていたからです」と言って泣き出した．性的虐待の被害者であるにもかかわらず，「自分が母親から父親を奪ったので，母親に憎まれている」と思い込んでいるのだった．

　ついにトラウマを扱う時期に来たと考えられた．だが具体的な体験を話すことはとてもできないと言うため，体験は話さなくてよいから，トラウマについて勉強をしましょうと提案した．患者に関わるスタッフ数人と患者とで，勉強会のような形で心理教育を行うことにした．トラウマ症状の説明などの内容をA4用紙1枚にまとめて説明した．回避や麻痺，悪夢などはトラウマの症状であること，自己否定的な認識自体が症状であること，まずは今の安全感が重要であること，などを皆で勉強した．彼女は「自己否定をする点など，自分に当てはまりすぎている」「自分が悪くないということは，理屈としてはわかっても実感としてはわかない」「これが症状で，他の人も同じようになるとわかっただけでも，少し客観的にみられそうな気がする」と述べた．

　3週間後に第2回目の勉強会を行い，治療としての漸進的弛緩法，長時間曝露療法，EMDR（眼球運動による脱感作と再処理療法）などについて勉強した．EMDRの応用として，もし1人で何かを思い出して苦しいときは，「両腕を胸の前で交差させ，自分の肩を両手で抱くようにして，手のひらで肩を左右交互

にタップする方法」を指導した．すると本人はタッピングよりも自分を
ギューッと抱きしめるだけの方法をするようになった．曝露や言語化より，自
分が自分の味方になることが彼女にはまず必要であることを示しているかのよ
うだった．

　外傷体験を具体的に語ることは，その後もほとんどなかったが，「ここで話す
ようになって，自分は悪くなかったんじゃないかっていう自分も少しだけい
て，両方いる」と述べるようになった．記憶が消えていたという中学時代の頃の
ことを「少し思い出してきた」と言って学校での思い出を話してくれたり，「自
分は楽しいと感じてはいけないと思っていた」などと語るようになった．リラ
クゼーションに参加することもできるようになった．そしてその後，本人が語
る不安は復職についての不安に移っていった．遠方に住む仲の良い友人と久し
ぶりに会って一緒に旅行に行くことになった．一時退院の形で旅行に行き，会
食も楽しめた．友人に勧められて，婚活を始める気にもなった．結局また半年
近く入院して退院となった．

▶ その後

　退院後は復職を果たした．以前は自分を痛めつけるように仕事をしていた
が，次々に人が辞めていく，いかにブラックな職場であるかを，心理士にボヤ
くようになっている．「人間らしくなっている」と褒めると苦笑する．

考察

　本症例は，患者が外傷体験の言語化も想起もできないため，支持的精神療法で
対応した事例である．長い期間を要したが，消えていた中学時代の記憶が徐々に
戻るなど，回復過程に入り始めている．外傷体験にしっかり介入し，短期で顕著
な改善を得る治療と対比すると遅々たる経過であることには批判もあるであろ
う．ただ筆者は，患者としてはこのペースが精一杯であったと考えている．

　それでも本症例は，我々に多くのことを教えてくれる．その1つ目は，外傷体
験を語ることについてである．認知行動療法，特に長時間曝露療法では，外傷体
験を詳しく語ることが必須とされる．本患者のような例では，それは困難なだけ

でなく，良い経過が得られるのかどうかも考える必要がある．EMDRに治療効果があることは，語ることが必須ではないことを示しているともいえる．

　2つ目は，支持的精神療法であってもそれによって患者の防衛が緩むと，患者を苦しめてしまう側面があることである．トラウマを伴う事例では，支持的な対応も両刃の剣になることを知ったうえで治療を進める必要がある．

　3つ目は心理教育の重要性である．外傷体験と現在の症状との関係だけでなく，自責的な思考自体がトラウマ症状であることに気づいていない事例は多い．外傷体験を話したり思い出したりもできない例であっても，知識としての心理教育なら受け入れられることが多く，害も少ない．心理教育だけであっても症状改善や治療を受ける契機になりえる．

　4つ目は時間についてである．外傷体験は時間を止めるといわれるが，本症例では患者の時間，特に母子関係は思春期の手前で止まっていた．回復過程に入り始めてから，母親の愚痴を聞くだけの関係から，自分も愚痴などの言いたいことを言えるような，いわゆる健全な思春期の母子関係が始まった印象がある．筆者は患者に，「止まっていた思春期をお母さんと堪能してください．お母さんにも，そういう事情なので30代なのに変だとか思わずに，10代だと思って2人の時間を一緒に楽しんでくださいと主治医が言っていたと伝えてください」と話している．

子どもの自死の後に精神症状が出現した 70 代女性

20　孤立の背後にトラウマあり

受診の経緯

70 代の女性．高校卒業まで地元で生活し，結婚後に二女をもうけた．子どもはそれぞれ就職や結婚で独立，女性は専業主婦として生活していた．

20 数年前，遠方で一人暮らしをしていた次女が自死，その突然の死に驚き，死別後しばらく不眠，気分の落ち込み，近所の目が気になるなどの症状があったが，精神科を受診することなく生活を続けていた．

約 10 年前より「近所から見張られている，噂されている」「自分の行動を指摘する声が聞こえる」といった幻聴，注察妄想，被害関係妄想がみられるようになり，近くの精神科クリニックを受診．高齢発症の統合失調症と診断され，定期的に通院していた．時に好不調の波はあったが，自宅生活を送っていた．数年前に夫が他界，以後は単身生活となったが，家事をこなしながら規則正しい生活をしていた．

しかし，当院受診の数か月前から明らかなきっかけなく幻聴，思考伝播，被害関係妄想が増悪した．症状が増悪していくにつれて，不安や恐怖感から気持ちが落ち着かず，自宅に閉じこもる生活になったため，隣県に住む長女の自宅に身を寄せた．しかし，その後も幻覚妄想状態が続き，不安，焦燥感，困惑がみられたため，筆者の病院を紹介受診となった．

▶ 初診時

　身なりは整い，これまでの経過について順を追って説明することができた．「こうやって話していることも『今喋っているな』と指摘する声が聞こえてきます」と強張った表情で，周囲を見渡しながら小声で話していた．不安感は強かったが，症状を自覚しており，治療と休息が必要なことも理解することができた．

▶ その後の経過

　治療と休息が必要なことを伝え，入院治療を行うことになった．入院直後は不安，幻聴，注察妄想が活発にみられたが，入院2〜3週間頃から「何を言っているのか聞き取れなくなってきた」「見張られている感覚も和らいでいる」と徐々に症状は改善し，入院1か月を過ぎる頃には幻聴はわずかにあっても気にならない程度にまで改善した．その中で，これまでの生活や家庭環境についても少しずつ話を聞いていった．

　幼い頃から几帳面な性格の持ち主で，家事全般はきっちりとしないと気が済まないタイプであった．また，人付き合いは得意ではなく，学生時代は数人の友人と静かに過ごすことを好んでいたという．夫とはお見合いで知り合い，結婚を機に新興住宅地に転居した．転居当時は同世代の子育て家庭が多く住んでいたそうだが，引っ込み思案な性格のため，近所付き合いはもっぱら社交的な夫が行っていた．10年前に精神症状が出現してからは，症状がつらいときには夫が気分転換のため外出に連れ出してくれていたことで，何とか自宅生活を続けることができていた．夫が亡くなったときには，隣県に住む長女が心配して同居の提案をしたが，「嫁ぎ先に迷惑はかけられない」と断っていたとのことであった．

▶ トラウマに気づいたとき

　上記のようにこれまでの生活，家族について少しずつ話が進む中，一度も話題に出てこなかった次女のことについて話が及ぶと，本人の様子に変化がみられた．これまで柔和だった表情が一変して強張り，やがて涙を流し始めたのである．次女が亡くなったアパートを訪れたときのこと，そのときの次女の姿を今でもありありと思い出すという．そして，次女が自死を選ぶ前になぜ気づいてあげられなかったのか，母親として何もできなかったという後悔と自責の念があることを話した．家族からはそのように思わなくてもよいのではないかと言われるものの，なかなかそのようにとらえられず，20数年経った現在まで次女の死を悼み，毎日のように思い出し夢に見て，自分を責める日を過ごしていることがわかった．

▶ どう考え，どうしたか

　次女の自死を繰り返し思い出し夢に見るということや，その話をし始めたときに表情や雰囲気が一転し涙を流し始めたことなどから，女性の幻覚妄想，思考伝播などの症状のベースには，次女の自死によるトラウマが今も癒えずにあるのではないかと考えた．次女を失ったという悲哀だけでなく，母親としての役目を果たせなかった自責の念や後悔があり，そのうえに「近所の人が『自殺』だと知っている」「次女の死は，親のせいだと非難している」「近所から監視されている」などの被害妄想や幻聴が，さらには「自分の考えが筒抜けになる」という思考伝播などに発展しているのではないか，と考えた．

　その背景には，もともと人付き合いが苦手で近所との交流がなく地域の中で孤立していたうえ，その孤立が次女の自死の後，さらには夫の死後に強まっているという状況があることがわかった．彼女は団地の中で，誰にも護られずに１人で住んでいたのである．入院後の護られた環境の中で，幻覚妄想は改善していたが，退院後は再び一人暮らしの生活に戻っていく．その生活を良くするために，本人の生活ぶりを実際に見てみようと考え，本人と相談のうえ退院前に自宅訪問をすることになった．

　自宅はこざっぱりと整頓され，本人の几帳面で細やかな性格を感じとることができた．とりわけ目を引いたのは，リビングの一角に家族の思い出の品が飾ってあったことであった．家族旅行で買ってきたおみやげや，夫が集めていたという洋酒類，さらに２人の子どもたちが小さい頃に作った図工作品や家族写真などが集められていた．彼女は，この一角を見ながら，子どもたちと夫との幸せだった家庭生活を思い出し，それに支えられて，不安と孤独，幻覚や妄想に耐えて生きてきたのだと感じた．

　だが，これだけでは十分ではなく，彼女の生活は限界に達している．彼女の孤立と孤独を和らげる必要がある．そのためには，外に対して閉ざしていた家に安心できる人が入り，家の雰囲気を変えること，すなわち訪問看護サービスなどを導入することが必要ではないかと考えた．デイサービスには行けないと話したが，訪問看護に来てもらって話をすることは，少し迷いながらではあるが，受け入れてくれた．入院中に訪問看護スタッフに会って，安心したことが良かったようだ．

　その後，退院し通院するとともに，定期的に訪問看護を利用している．しばらくは訪問のたびに緊張をしていたと話していたが，精神状態だけでなく，徐々に日常生活の気がかりなことを相談したり，雑談したりなど少しずつ関係ができ，さらに安定していった印象がある．退院後に，幻覚妄想や思考伝播などの異常体験は認めず，現在も穏やかに生活している．

考察

　症状だけに着目をすると高齢者の妄想性障害，あるいはかつてなら「遅発性パラフレニー」と診断される事例である．しかし，次女を失ったトラウマとその自責の念を知ることで，「近所の人が自分のことを知っている」という異常体験は了解可能な反応性の症状となる．女性は，次女の自死というトラウマを20数年間忘れられず心の中に抱き，自身を責め孤立した生活を送っていたのであった．そして，有効だったのは薬物療法などの医学的な介入ではなく，本人のつらさに寄り添ったうえでの訪問看護などの支援であった．

　トラウマ治療で最も優先されるのは安全の確保であるが，これには孤立の軽減も含まれる．トラウマは孤立を生みやすく，孤立はトラウマを強くするという負のスパイラルが生じやすい．孤立がちの生活でも大過なく流れていれば，それでよいと考えがちであるが，トラウマゆえの孤立かもという視点も必要である．「孤立の背後にトラウマあり」と考えたい．

恐怖心と愛着のジレンマに葛藤する50代女性

21　息子の暴力

受診の経緯

離婚歴のある50代の女性．数年前に息子と口論になった際，頭を殴られ救急搬送されたことをきっかけに，抑うつエピソードを発症した．精神科クリニックに通院し，調子が良くなり終診となっていたが，約1年前からまた抑うつ症状の再燃がみられていた．料理ができず，食事は総菜で済ませることが増えていた．買い物に行くことはできても，何を買ったらよいかがわからないことも多かった．レンタルDVD店で同じDVDを借りてきては10〜20回繰り返し見ると安心でき，新しいDVDを借りてみても，内容に集中できず，全く理解できなかったという．

別居していたその息子が数日前から女性の住む家に帰ってきていた．朝から金銭面に関して息子と口論になり，激昂した息子に蹴られ，その後もビール瓶で繰り返し殴られるなどした結果，上腕を骨折し全身に打撲を負い総合病院に救急搬送され，入院し治療を受けた．幸いにも動脈や神経に損傷はなく，傷跡以外に後遺症は残らなかった．骨折と打撲の処置は無事に済んだが，家の中はグチャグチャであちこちにガラスの破片が散らばり，当時のことを思い出すため家にはもう帰れないと話した．今回のことを機に抑うつ感の増悪がみられ，紹介されて入院となった．

▶ 初診時

受け答えはスムーズであるが，やや疲れた表情をしている．外を眺めていると，事件の場面が思い出され，頭が重たくなって涙が出る，そのため1人でいることがしんどいとのことであった．前の病院では大部屋だったので安心だったと話した．希死念慮について問うと，「息子が調子を崩してからもう5年，

ずっと息子のことで悩み，振り回され続けてきたから……」と言葉を濁す．しかし実際に行動に移したりすることは，家族に迷惑をかけるためしない，と否定した．

▶生活歴

　元夫は気に入らないことがあると暴力を振るう人だった．息子に対しても赤ん坊の頃から手をあげており，息子が5歳の頃に別居，その後離婚し，息子は女性が引き取った．飲食店で働いていたが多忙を極めたため，息子は小学校を卒業するまで実家の両親に預けていた．

　息子の中学入学を境に再び一緒に暮らすようになったが，感情の起伏が激しい息子とは折り合いが悪かったという．息子は中学で素行の悪い生徒との付き合いが増え，本人も素行不良になっていった．学校からの呼び出しがあるごとに話し合おうとするものの，聞く耳をもたずいつも喧嘩になっていた．息子は高校中退後，家を出て土木作業などのアルバイトをして暮らすようになり，結婚をしたこともあるが，相手との喧嘩が絶えずすぐに離婚した．

　現在，女性は1人で暮らしているが，息子は気性が荒く機嫌が悪いと昼夜問わず女性を電話で呼び出し，電話に出ないでいると，出るまでかけ続けてきた．自分の時間が全くもてなくなったため，女性は息子から逃げることばかりを考えるようになり，息子の来る時間は外出するようにしていた．住所を教えずに数年間過ごしていた時期もある．いつ電話がかかってくるかと携帯電話の着信のバイブレーションの音が怖くて，女性はいつも怯えて過ごしていたという．今でも携帯電話の音が聞こえると，腹痛を認めるのだと話す．そのため常に睡眠不足もあった．実際，事件が起きた日も2日間，眠れずに過ごしており，女性自身も非常に疲れていたことから息子と口論になってしまったのだという．また，息子との喧嘩から救急受診が必要な怪我を負ったのは，これまでにも何回かあるが，今回が一番重症であった．腕の傷跡を見るたび，事件のことを思い出してしまうのだと話した．

▶入院後の経過

　病棟への適応は良く，困ったことがあれば病棟のスタッフに伝えたり，相談

することもできていた．また，他の患者とも仲良くなり，病棟の OT ルームで誰かと過ごしていることが多かった．夜の睡眠に困ってはいなかったが，むしろ過眠傾向で，日中も寝て過ごすことが多かった．眠くなると自室で睡眠をとり，目が覚めるとホールに戻って過ごしていた．1 人でいるといろいろ考えてしまうため，自室にいるのは寝る時間のみであった．作業療法を勧めてもあまり興味をもてず，簡単な折り紙などごく単純な作業を行うのみで意欲低下がその原因と考えられた．日中の眠気に対しては抗うつ薬の影響の可能性も考え変更したが，やはり過眠傾向は持続していた．「みんなは良くなって退院していくけれど，自分は違う」「自分は帰ってからが大変」「良くなっても，帰るところがない」と話し，これまで息子の対応に苦労してきたこと，先行きの見えない不安について時に流涙しながら話した．また，「今の家にはもう帰れないので，引っ越しをしないといけない」「だけどまだ実際に引っ越すことも考えられない」「ここにいる間は安心でき，事件のことをあまり考えずに済む」と話した．

▶ どう考え，どうしたか

　入院の経緯から，女性にとって今回の事件がトラウマとなっているだろうと考えられた．入院中，明らかなフラッシュバックや悪夢は認めなかったが，事件のあった自宅に帰ることを拒否する，事件のことを思い出してしまうため 1 人になることを回避する，携帯の着信音に怯えるなど反応はトラウマ関連症状と考えた．

　不安，抑うつ感，意欲低下，思考抑制，過眠傾向などを認め，抗うつ薬を副作用がないかを確認しながら漸増した．入院当初から疎通性は良く，食事も摂れていたが，1 人になれず自室で休むことができないため，眠気が強くても常にホールで過ごしているのが痛々しくみえた．週に 1 回程度，外出したが，家には一切帰らず，1 日中車の窓から風景を眺めていたが，それが気晴らしになるのだと話した．薬剤調整をしても，大きく抑うつ感の改善はみられなかった．頭が時々重くなると訴え，頓服の抗不安薬は効果があるようだった．不安の軽減に一定量の薬剤投与は必要であると考えられたが，抑うつ症状の改善のためには何よりも息子から離れて過ごし，トラウマを癒すための時間が必要なのではと考えられた．女性は，息子の衝動的で自分の思うようにならないと気が済

まないところは元夫によく似ていると述べた．女性がシングルマザーとなってから，一時期，息子を実家の母に預けており，息子の成人後も精神的に不調となってからは母も経済的な面を含めたサポートに関わってくれていた．しかしながら，今回の件で，母はもう息子には関わりたくないと思っているようだという．日々の診察では，日中の眠気や意欲低下，不安などの症状について確認しながら，事件のこと，今後の見通しなどについては，女性が聞いてほしいと感じるときに傾聴するように努め，その後不安・抑うつ症状は少しずつ改善している．

考察

　女性は，息子の暴力によるトラウマのため，持続的な不安や恐怖，回避などのトラウマ関連症状を認めた．本人の，同じ DVD を繰り返し見る，人のいるホールに終日いる，車から移る景色を見続ける，などの行動は，反復や没頭や人といることなどでフラッシュバックを回避するという，自然に身につけた対処行動だと考えられる．

　入院中，女性は，息子から距離をおきたいという気持ちと，母親である自分が面倒をみるしかないという責任感との間で揺れ動いているように考えられた．また，息子の面倒をみるにも抑うつ状態で就労は困難であり，経済的にも精神的にも余裕がなく，親族に頼るほかないというやるせない気持ちもあるだろうと推測された．加えて，今回の事件がトラウマとなり家にも帰れない状況にあるなどの，複数の要因から身動きが取れずに，苦しんでいる状態と考えられた．しかし，今回の事件を機に息子に対し，もう関わりたくないといった発言や，これまでと違う感情を抱くようになったといった発言は聞かれなかった．「どんな顔をして会ったらいいのかわからない」とは述べたが，このような事件があってもなお，「本当はいい子なんだと思う」「良い状態のときには一緒に買い物をしたりして楽しかった」と述べ，「母親として自分が世話をしてやらないといけない」という気持ちに変わりはない様子であった．診療では，このように揺れ動く気持ちを何とか支えようと試みた．

　DV 被害者をはじめ，トラウマを抱える人は，このようなジレンマの中で，自

らを縛るようにして身動きが取れなくなっていることが少なくない．そのような場合，前向きな具体的な行動を安易に促すと，本人としては苦しくなり不安定になるので，まずは揺れる気持ちを受け止め，支えることから始めるべきであろう．

　視点を変えて息子について考えてみると，息子には，父親の暴力，両親離婚後，母親（女性）から「見捨てられたという体験」（やむを得ない事情であったが息子にはそのように感じ取られた可能性がある）などによる，トラウマがあるかもしれない．それが，母親（女性）に対する依存や怒りといった感情の揺れ動きとなり，今回の激しい暴力を招く一因となった可能性がある．母親（女性）の何気ない言動がリマインダーとなり，怒りの爆発を招いているのかもしれない．いずれにしても，2 人の接触時間が長くなると，息子の揺れ動きはさらに強くなる可能性がある．2 人が少し離れた関係になるように，双方を別々に支援していくような体制を組むことを模索しているところである．

22　粘ることが大事

受診の経緯

30代の女性. 母親と同じ病院に替わりたいとの主訴で受診した. 自閉スペクトラム症として児童期から精神科治療を受けてきたが, 不安定な状態が続くため, 転院を希望した.

▶ 生活歴・現病歴

　女性は幼少期からこだわりが強く, 些細なことでパニックを起こすことがある. 3歳児健診で自閉症と診断された. 母親は夫から繰り返し暴力を受け, そのため両親は離婚し, 母親の実家で生活を始めたが, その後, 女性と母親は同居の叔父から些細なことで暴力を振るわれるようになった. そのときは, 強い恐怖や不安を感じたが, 誰も助けてくれなかったという. 同時期に母親も不安障害で通院し始めた.

　中学生になって叔父が別居してからは, 本人が思いどおりにならないと暴れ, 母親や祖父母を殴るなどの行動が表れたため, 精神科を受診し, 薬物療法が開始された. 非常に不安が強く, 他者の些細な言動が気になり, 物事を被害的に受け止めやすい傾向にあった. また, 新しいことや薬物調整には頑なに抵抗を示した. 中学校2年時より不登校となり, 自宅で暴れることもエスカレートしていった. 中学卒業後は定時制高校に進学した. だが, 入学から1か月ほどで欠席がちとなり, その後は週1回, 短時間登校していた.

　家では,「昔叔父に殴られたことがフラッシュバックする. そのとき, 守ってくれなかった母や祖母に対して腹が立つ」と言って家族への暴力行為が頻回となっていった. 収拾がつかなくなり, 精神科病院に医療保護入院となった. しかし, 入院生活が耐えられないと家族にSOSを出し, 家族も同情し, 1日で退

院となった.

　激しい不安状態のときは「誰かに監視されている」「自分が自分ではない気がする」といった幻覚妄想様の訴えがあったが, 変動が著しく, 解離症状のように思われた. そのような経過の中で, 3年ほど前より, 母親の通院している当院へ転院となった.

▶ 初診時の様子, わかったこと

　初診時, 母親と一緒がよいと言い, 診察室の椅子を2つ並べ, 母親にべったりくっついて甘えるように話した. これまでの経過を淡々と話す一方で, 虐待の話になると, 次第に声が大きくなり, 母親に注意されることがたびたびあった. 本人にとって過去の虐待だけでなく, 身近な母親が助けてくれなかったことがトラウマとなっていると感じた.

▶ その後の経過, どう考えたか

　筆者のところに転院後, 「過去のことが頭の中に写真のように浮かんでくる」「体がけいれんするようにビクッとする」などの訴えがあった. 「幻聴ではなく頭の中に音楽が流れる」といった表現も聞かれた. 人混み, 食べ物, 香水などの臭いに対して敏感であり, 光も気になり, 時に死にたいと訴えることもあった.

　その後, 「家族みんな, 死んだら良いのに. 殺してやりたい」などと叫ぶことが増え, いつ行動化するかわからず, 恐怖感を覚えた母親は包丁などを見つからないよう隠すようになった. 「虐待を助けてくれなかった. 私のことを捨てた」と訴え, その怒りを母にぶつけるようになった. そのため母親は実家へ避難したが, 走って追いかけてくるといった日々を繰り返した. また, 「誰かに噂されている」「TVから覗かれている, 見られている」などの被害妄想様の訴えも聞かれるようになった. そのため学校に登校しても20分前後しかいられずにすぐに帰ってくる, といったことを繰り返していた.

　そんな中, 高校の同級生から告白され付き合うようになった. だが, 相手も自閉スペクトラム症で, 言葉のキャッチボールができないことからお互いに不安定となることもある一方で, 「彼と結婚したい. 彼の子どもが欲しい」などと話すこともあった. 彼への思いが強すぎるため, SNSや電話を四六時中するよ

うになり，メールの返事が遅いと「死にたい！」「車に突っ込んで死んでやる！」などと叫び，見捨てられたくない気持ちからリストカットをするようになった．以降も彼との関係が原因で不安定になることが多く，「死ねば楽になるよ」という幻聴があると訴えることもあった．

高校3年になり，卒後のための実習が始まったが，数日しか行けなかった．実習が負担となり「飛び降りろ」「死ね～」という幻聴が頭の中に聞こえてくることもあった．睡眠導入薬を大量服薬し，ビニール袋を頭にかぶって寝るといった自殺企図もあった．そのため，保健師，学校ら関係機関とケース会議を行い，生活支援や緊急時の対応が話し合われた．保健師らの訪問だけでなく，地域支援センターの訪問も開始となったが，訪問の日時が確定されないと本人は不安になりやすかった．

高等学校卒業後も，不調から母親の首を絞めたり母親の腹に包丁を押し当てるといった行動があり，また自身も首を吊ろうとするなどの行動がみられた．母親，祖父母への暴力がエスカレートし，家族も疲弊したため本人と距離を取る必要があると考えたが，入院させるとそれがさらにトラウマ的となり，一段と暴力が悪化する可能性も高いため，家族は踏み切れなかった．特に，母親と本人は依存しあっており，母親は苦しくても，本人と距離を取ることに抵抗を示した．何かしらの対処をと考え，母は実家，本人は1人で生活してみることにしたが，死にたい気持ちが強まり，1日で終了となった．

その後，訪問看護と往診を開始した．隔週で訪問看護と診察をすることで週1回は医療機関とつながる形をとり，また保健師らの訪問を継続した．しかし，母への暴力は変わらず，警察からの通報で措置鑑定となったが，措置不要という結果となった．

やがて母親も余裕がなくなり，表情が険しくなり，常に神経を詰めているようになった．そして本人は「人，動物，構わず殺したい」と話すようになった．さらに欲しいものは手に入れたいと母に金銭を要求することも増えた．拒否する母親に対して暴力を振るうため，母親も怯え，言われるがままお金を渡すようになった．

そんな状態が続いた結果，母親は精神的にも身体的にも限界となり，母親が避難のために入院する形で患者と距離を取ることとなった．入院期間中は祖父

母が本人の面倒をみることになり，訪問看護を毎日，さらに緊急時に備え夜間も連絡が取れるよう診療所スタッフが交代で対応した．母親の入院は短期間だったが，母親としては休養ができた．

　現在も不安定な状態は続いているが，短時間の作業所利用，隔週に診察，隔週に訪問看護，保健師の訪問，地域生活支援センターのスタッフの訪問を行い，関係者が連携を取りながら，何とか支援しているところである．

考察

　患者は，幼児期より自閉症をもっていたが，そのうえに虐待を受けていた．叔父の別居後は，母親を中心とした家族への暴力が出始め，次第にその程度を強めていった．

　不安や恐怖，抑うつだけでなく，幻覚や妄想も認められたが，いずれも出来事や環境に反応しているものと考えられた．操作的には，いくつかの診断名がつくが，基本にあるのは複雑性 PTSD と考えられる．患者の母親への敏感さや不信，「暴力から自分を護ってくれなかった」という怒りは，なかなか和らがず，母親に近づき，そして攻撃するということを繰り返したのである．

　精神科医を中心に，訪問看護，保健師の訪問，地域生活支援センターのスタッフの訪問などのネットワークを組んでいるが，支援者に対しても敏感で不信感が生じやすく，なかなか安定しない．ただ，このような例にはネットワークがほころびないように気をつけながら，粘り強く支援していくしかないのではないか．その中で，ゆっくりとではあるが，回復していくのではないかと思うのである．

　本症例は，幻覚妄想などから統合失調症とみなされかねないが，複雑性 PTSD と考えることで全体がみえること，そして，不安定な経過が続いていても，多機関が諦めずに粘り強く支えることの重要性などを我々に教えてくれる．

23 回転ドア現象

受診の経緯

治療抵抗性の統合失調症の20代女性が，より強力な薬物療法やmECTも含めて治療を検討してほしいということで入院となった．幼少期の成長・発達の遅れは指摘されず，小学校卒業までは特別に困ることなく過ごせていたが，中学校に入学した頃より不眠，気分の落ち込みがみられ，気持ちが沈んだときにリストカットをするようになった．中学3年生頃より「バカめ！」「邪魔だ！」といった自分を責める声が頻繁に聞こえるようになったが，学校自体は楽しく，何とか通学できていた．高校進学後も仲の良い友人ができたが，リストカットや幻聴といった症状が続き高校2年から不登校になり，近くの精神科病院を受診．統合失調症と診断され，薬物療法を開始した．その後も自分を責める声は続き，「自分には生きている価値がない」と希死念慮が高まって自傷行為や物を壊すなどの衝動的な行動，自殺企図を繰り返し，そのたびに近医の精神科病院への入退院を繰り返した．入院すると休養，薬物調整により短期間で症状が改善し退院するのだが，家に帰ると，幻覚妄想や自傷行為，興奮や暴力がすぐに表れるという不安定な病状であった．そのため治療抵抗性の統合失調症とされ，紹介となったのである．

▶ 初診時

初診時，両前腕に無数のリストカット痕がみられ，表情や様子からはいくらかの緊張感が伝わった．これまでの経緯について質問をすると，「自分を責める声が聞こえる」「悪口を流されている」「ダメな自分は存在してはいけないと思って怖くなる，パニックになる」と，ぽつりぽつりと教えてくれた．会話中に思考

の障害は目立たず，診察の最後に「話を聞いてくれてありがとうございます」
と，丁寧な物腰で挨拶したことが印象的であった．

▶病棟での様子

　入院後，自分を責める声は次第に軽快し，幻覚や妄想に左右された行動など
はみられなかった．集団作業療法に参加するようになってからは，病棟の雰囲
気にも慣れてきたのか，少しずつ同世代の患者と交流する様子がみられ，それ
とともに気分も安定しているようにみえた．好きなグループや漫画の話題に笑
顔がみられるときもあった．

▶トラウマに気づいたとき

　入院からしばらく経った頃，診察のときにあるメモを見せてくれた．それは
病棟を案内するプリントの裏側に，自分の気持ちを書きためていたものであっ
た．中には「生きていてもしかたない」「自分はつまらない人間だ」「無価値だ」と
いう内容が綴られ，自分自身に対する否定的な感情が非常に強いことが窺え
た．少しずつ病棟に慣れ，表情が活き活きとし始めたときでもその感情は強く，
楽しく会話しているようにみえても，直後に「あのコメントがダメだったかな」
「嫌われているのではないか」と考えて悲しくなる．そういうときには自分を責
める声が聞こえ，気持ちが沈み，死にたい気持ちが強くなるということであっ
た．
　対人交流の中で傷ついた経験が精神症状に関連しているのかもしれない，と
考え患者の話に耳を傾けていると，少しずつ幼少時の体験を語り出した．父親
は養父であり，就学前から叩かれる，不機嫌なときに大声で怒鳴られる，無視
されるといった身体的・心理的虐待を受けていた．女性が精神的に不安定に
なってからは，暴力はなくなり，現在は両親の仲，親子仲ともに良好であると
いう．
　入院するときはどんなときかと尋ねると，父親がかつて暴力を振るって開い
た壁の穴を目にしたり，父親や他の男性の大声を耳にしたりすると，自分の意
思とは無関係に当時の光景が映像として浮かんできて怖くなりパニックにな
る，自分を責める声も強くなり，混乱し入院となる，と話した．

　これまでの頻回の入院は，統合失調症の興奮や滅裂，幻覚妄想を繰り返しているというよりは，「壁の穴」や「大声」などのリマインダーによって，暴力を振るわれた体験がフラッシュバックしパニックになる，というトラウマ関連症状と考えたらどうであろうか．そのほうが，入院すると短時間で落ち着き，退院するとすぐに悪化するという経過を理解できるのではないかと考えた．

▶ どう対応したか

　前述のとおり，幼少時からのつらい体験がトラウマとなり，フラッシュバックや過覚醒などの症状につながっているのではないか，さらに「自分はダメな人間」「〜という結果になったのは自分のせいだ」などと強い否定的な感情を抱き続け，その結果，自分を責める幻聴や妄想などの症状が引き起こされている可能性があると考えた．自分の心の内側を話すことが，いかに勇気のいることであったかを考え，話をしてくれたことへの感謝と労いの気持ちを伝えた．

　そのうえで，これまでの経過や診察，病棟での様子を総合して，トラウマ関連による症状が基盤にある可能性が高いこと，従来の薬物療法に加え，安心できるような人間関係や生活環境を整えていきたいことを伝えた．すると女性は「これまでの出来事が関係していたことを初めて知った．でもすごくしっくりきます．今まで統合失調症といわれていたけれど，自分では違うのではないかと思っていました」と話し，さらに「その説明を，自分がいるところで，母親にも伝えてほしい」と申し出た．母親にも同様の説明を行ったところ，「私も怖くて守ってやれなかった．申し訳なかった」と涙を流し，女性は目を潤ませ無言で頷いていた．

　父親にも，女性の苦しみが幼少時の怖い体験のフラッシュバックによる可能性があると説明し理解してもらうことができた．そして女性も「自分が悪いのではない．自分は過去の体験に苦しんでいるのだ」と理解できたとき，ずいぶん気持ちが楽になり，幻覚妄想も軽快していったのである．

　しかしその後も家に帰るとフラッシュバックするという状況が続いたので，家から離れて，サポートを受けながら一人暮らしをすることを提案した．その中で，少しずつ安定し，現在は就労に向けて話し合っているところである．

考察

　この女性は，治療抵抗性の統合失調症として紹介されてきたが，統合失調症として紹介されてきたが，統合失調症としては経過が不自然であった．興奮，混乱，幻覚妄想などで入院していたが，いずれも短期間で症状が改善し，退院していた．しかし，家に帰るとすぐに悪化し，その結果，頻回入院となっていたのである．家の中に女性を刺激する「何か」があるのではないか．そのように考えていたときに，女性が虐待の体験を話し，家での「壁の穴」や「大声」などのリマインダーによって，過去の虐待体験がフラッシュバックし，そのときの恐怖とともに「バカめ！」「邪魔だ！」という声が聞こえてくることがわかったのであった．

　幻覚妄想という訴えであっても，その対象や広がりが限定的なものであったり，明確な場面選択性があったり，あるいは思考障害が目立たなかったりなど，非典型的な症状・経過の場合，その一部には，幼小児期にトラウマを経験し，それらが幻覚妄想症状に発展している可能性を考える必要がある．

　女性はこれまでにも何度か，親からの虐待について話したようであった．だが，それは過去のことであり，現在の親が治療に協力的であったために，深刻なものとは受け止められていなかった．筆者が，女性の話を聞き，そのつらさや大変さを労い，その体験が現在でも些細な刺激で想起されることを話したとき，女性は初めて，自分のつらさをわかってもらえたと感じたのである．そしてさらに，自分の苦しんでいることに納得がいき，新たな道へ向かう一歩を踏み出すことができたのである．

24　一緒に歩む支援

50代の女性，5年前に不眠，倦怠感，不安やイライラ感が出現した．人に
会うことが億劫になり，仕事中にぼんやりすることや運転中に信号を見落
とすといった集中力の低下もみられるようになり，近くの総合病院の精神
科へ通院を開始した．症状は一進一退で，主治医の転勤を機に当院へ転院
となった．

▶ 初診時の様子

　20年以上勤めていた職場だったが，社長が代わってから調子が悪くなった
という．社長が従業員をバカにしたような上から目線で話すため，失敗したら
いけないという気持ちが強くなり，緊張した日々を送るようになって，結局退
職となった．集中力の低下や意欲の低下などの抑うつ症状は前医での治療によ
り改善していたが，不眠や倦怠感，対人緊張や情動の不安定さは持続していた．

　前医からの情報提供では，幼少期に母親から暴力を受けており，その辺に置
いてある物で殴られたり，一晩中庭で正座をさせられたり，冬なのに薄着で外
に出され，家の中に入れてもらえなかったりということが日常的にあった．そ
のため，人が喧嘩をしている場面を見たり，上から押さえつけるような言い方
をされたりすると，小さい頃に虐待を受けていたことがフラッシュバックした
り，夢で見てしまうので怖くて眠ることができなかった．また，自分とは全然
関係のないところで人が争っていたり，物を振り上げる動作をしているのが目
に入ると，反射的に構えてしまったり，発汗，動悸，過呼吸といった症状が出
現するということだった．そしてこれらの症状は，職場を辞めた後も変わらず
に続いていた．

▶生活歴

　幼少期より母親から虐待を受け，唯一助けになってくれていた父親は，本人が中学2年のときに他界した．そのため，それからは自分を助けてくれる人もおらず，中学卒業まで耐えて，卒業後に家を飛び出したという．住み込みで雇ってもらえる仕事を転々としながら，19歳のときに職場で知り合った男性と結婚．男女2人の子どもを授かったが，第2子の長女が病弱で入退院を繰り返し，その都度，本人が付き添わないといけないことが多かったため，長男の育児は夫に任せるしかなかった．しかし，夫は長男に暴力を振るい，また本人にも暴言，暴力を振るうようになった．夫と離婚し，配達業に従事しながら2人の子どもを育て，少しずつ生活は安定していったが，5年前に通院を開始し仕事は辞め，それ以降生活保護となった．

　子どもたちはそれぞれ成人し家を出ていたため一人暮らしとなり，居住地周辺は，交通量も多く飲食店が建ち並んでいた．深夜でも騒音に悩まされたり，日常的に近隣の住民同士の罵声が飛び交ったり，喧嘩が起きたりするような場所であった．ゴミ出しなどで少し外を歩くだけで，荒い口調で「おい，どけぇ（どこへ）行くんかぁ！」「どうせ男んとこにでも遊びに行くんじゃろうがぁ！」とか「また，病院行くんかぁ．全然治らんじゃねぇか，そこヤブじゃねぇんかぁ！」「オメェのこと心配して聞いてやっとるだけじゃろうが！」と声をかけられるため，「常に監視されているような気になってしまい，なかなか家から出ることができない」ということであった．しかし部屋の中にいても周囲の騒音や争う声などが聞こえてくるため，静かに過ごせる時間というものがなかった．また，詐欺に遭い，100万円近い借金の肩代わりをさせられており，借金取りが部屋に取り立てに来るといった状況で，安心して生活を送ることが難しい環境であった．

　そのような環境での生活に加えて，息子が交通事故を起こしたり，娘が大量服薬を繰り返したりした．実妹は認知症になった母の介護で手一杯で（昔，母から虐待を受けていたときに，妹だけ可愛がられていたため，妹に対しての思いも複雑であまり仲も良くなかった），周りに彼女をサポートできる余裕のある者はおらず，それどころかむしろ彼女がサポートを求められることのほうが多かった．

▶ どう考えたか

　幼少期に母親から虐待を受け，それ以降も苦しい人生を送っていたが，何とか子ども2人を育ててきた．しかし，勤務先の社長が代わり，新しい社長の言葉や態度により，トラウマ体験が再び想起され，フラッシュバック，驚愕反応，過覚醒状態が続いたため，徐々に抑うつ的になり仕事も続けることができなくなってしまった．生活保護を受けるようになり，生活環境が変わったが，その環境が日常的にトラウマ体験を思い出させるものだった．そのため，症状がひどくなるから何もできない，何もできないからその環境にいることしかできないという悪循環に陥り，身動きが取れなくなっていると考えた．

▶ その後

　まずは安心して生活できる環境を作ることがこの悪循環を断ち切るために必要と考え，引っ越しについて自治体の福祉の担当者に相談してみるように話したが，担当者からは「引っ越し代は自分で出してください」と言われた．引っ越しができないならば，日中だけでも安心して過ごせる場所をと考え，本人にも働きたいという希望があったため作業所の利用について検討した．しかし，少し家の外を歩くだけでヤジを飛ばしてくる人々がいるので，「怖くて出られない」と結局外に出ることもできず，状況は何も変わらなかった．その結果，近所で起こった出来事と，それによってしんどくなったという話を毎回同じように診察室で聞くということが続いた．しかし，話を聞いていると，近所の人も悪意をもって本人に接しているわけではなさそうで，本人が真面目に全て受け答えをするので，向こうも「からかってくる」という悪循環になっているように感じられた．そのことを客観的に伝え，少し具体的な対処法などを一緒に考えた結果，少しだけうまくかわせるようになったようだ．

　本人のとらえかたにも微妙なズレがあり，そのことでうまくいかなくなっていることもあるようだった．そのため，福祉への相談，作業所探しや手帳の申請など，一緒に動いてくれる人が必要だと考え，支援センターにサポートをお願いすることになった．その後は，支援員が一緒に動いてくれ，また福祉の担当者も代わったので，再度病状についての話し合いを行い，環境を変えることで良くなる可能性があることを説明した．その結果，福祉の協力で静かな地域

に引っ越しさせてもらうことができ，「ゴミを普通に捨てに行けるようになった」「天気のいい日は近くの公園で座っているのが気持ちいい」などと診察時に時々笑顔で語るようになった．また，引っ越しが少し落ち着いたところで，作業所も支援員と一緒に探してもらい利用を開始することができた．作業所内で大きな声を出す人がいるときに少し不調になることはあるが，前向きに作業をこなし，表情もずいぶんと明るくなって，少しずつ安定した生活が送れるようになっている．

考察

　過去のトラウマ体験が容易にフラッシュバックするような環境での生活が抑うつ症状を強め，身動きが取れなくなっている，ということはすぐに気づくことができたが，そこから先へなかなか進めることができなかった症例である．

　総合病院やクリニックなどでは，マンパワーの不足から，リアルタイムで一緒に動いて環境を整えてくれるスタッフがいない場合もある．また，精神科病院でも入院が必要になるほどではない患者の場合は，生活のサポートは最初からは考えないかもしれない．しかし，今回の症例のように，「一緒に福祉への相談に行く」「作業所を一緒に探す」といった少しの行動をともにする，最初の一歩を支えることだけでも，大きな支援につながる可能性があるということを学んだ．

---

25 引きこもりとトラウマ

20代後半，男性．高校卒業後からずっと自宅に引きこもっている．両親
の強い促しにより，行政機関が行っている引きこもりの相談会に参加し，
そこで対人緊張や対人不安が強いとのことで，受診を勧められ来院した．

▶ 初診時

　やや地味な服装ではあるが，身なりは整っており，年齢相応の男性という印
象であった．話しかたはややぶっきらぼうであるが，質問にもしっかり応対し，
診察場面では緊張している感じは全くなかった．中学校時代にいじめを受け，
その際に，短期間であるが不登校になった．そのときは両親や教師の介入によ
りいじめはなくなり，不定期であるが中学校には通っていた．高校に進学後は，
友人を作ることはなく，留年しない程度に，計画的に学校を休みながらも卒業
をしたが，卒業後より，自宅に引きこもるようになり，家族以外の対人関係は
なくなった．引きこもった後の生活状況は，ネットで動画を見たり，小説を読
んだりして過ごしていた．そして，家族の買い物に付き添ったり，簡単な家事
の手伝いはしていた．また1人で，コンビニや本屋などへの外出はできており，
家族以外の対人関係をもたないこと以外では，日常生活能力に大きな問題はな
かった．将来のことに関して本人は，「考えると，一気に落ち込んで不安にな
る」「自分でも何とかしないといけないとは思って焦ってはいる」「この状況から
脱したい」「スーパーとかで，お店の人に声をかけられただけで緊張します」と
述べた．まず，対人緊張や対人不安を緩和する方法を考えていくことを治療の
方針とし，そして，そのうえで少しずつ今後の社会参加について話し合ってい
くこととし，通院加療を行うこととした．

▶ 外来での経過

　定期的に外来には通院していた．しかし，診察の場面では「変わりありません」「困っていることはありません」と述べ，食欲や睡眠，体調などについても全く問題がなく，あっさりと診察が終わってしまうことが多かった．また，本人は普段の生活の中で，他人に会う場面を必要最小限にする生活をしているため，対人緊張や対人不安を感じる場面はほとんどなく，診察の中でもその話が深まることはなかった．そのため，処方を行うこともなかった．

　一方で，診察室でのやり取りや，1人で街への外出を行っている話や，パソコンのことについての話などからは，知的障害や発達の偏りなどがある印象も受けなかった．そのような状況の中，筆者は，本人が何を目的に通院しているのかわからなくなり，もしかすると，本人自身が通院する意欲が乏しいのではないか，むしろ引きこもり状態を何とか解決に向かわせたい両親の意向が強く，促されて嫌々通院しているのではないかと疑った．そのため通院開始6か月後に，本人に率直にそのことを聞いてみたところ「まあ，親は心配はしていると思う．でも仕事しろとか，自立しろとか，ここ数年は言わなくなった」と述べるとともに，「自分でも将来のことは何とかしないといけないと思っています」とも述べた．親からの促しだけではなく，本人自身，現在の引きこもり状況を脱却したいと考えているようであった．そして，将来について本人の考えを聞くと「うーん，そろそろ何とかしないといけないけど，想像が全くできないなぁ」「人と交流できるようになれといわれても，誰と交流すればいいのかわかりません」と述べた．高校卒業以後，ほとんど自宅で過ごし，家族以外の人や社会との接点がほぼなく，自宅外での活動や社会参加などについて全くイメージができない状態であったのだと推測された．そのため，まずは少しずつ，安心して他者と出会える場に入り，そしていろいろな社会体験を積み，そのうえで社会参加や自立を促していくことが良いと考え，そういった経験ができる場として，当院の精神科デイケアへの通所を本人に勧めた．本人は，それに対して「そういうところがあるのなら，ぜひ通ってみたい」と言い，通所に積極的な反応を示した．そのため，精神科デイケアの見学を行うことにした．

▶トラウマに気づいたとき

　日程を調整し精神科デイケアの見学を行った．デイケアの施設を見学しながら，スタッフからプログラムの説明を熱心に聞いていた．しかし，デイルームに入り，そこで複数のメンバーが楽しそうに談笑しているところを見た瞬間に，急に緊張が強くなり，そして動悸が出現した．そのため，直ちに見学は中止した．その後，そのときの状況を尋ねたところ，本人は「人が集まって話しているのを見て怖くなりました，学校みたいな雰囲気だったので」「いじめられた中学校の頃を思い出しました，こういうところは怖くて通えません」と述べ，中学校時代に受けたいじめが，トラウマ体験としてあることがわかった．

▶その後の経過

　筆者より，精神科デイケアは学校とは全く違う場であること，そして，いじめのようなことはまず起こらない場であること，また少しずつ通っていくことによって慣れていき，不安や緊張は徐々に緩和されていくことなどを丁寧に，通院のたびに何回も説明した．しかし，本人は「絶対に行けません」「いじめを思い出します」「また見学したときみたいなことが起こるのが怖いです．自分でも，まさかこんな風になるとは思っていませんでした」「ああいうところ（デイケア）には，僕は行けないということがわかりました」などと述べ，頑なに精神科デイケアに通所することを拒み続けた．そのため精神科デイケアへの通所の話はいったん白紙に戻し，通院加療を継続することとした．しかし，しばらく後に，通院自体も中断してしまった．

> **考察**
>
> 　本症例はいわゆる社会的引きこもりのケースである．引きこもり状態から，少しずつ社会参加を目指して，精神科デイケアを導入しようとしたが，その精神科デイケアという場自体が，本人の中で，かつていじめを受けた学校を想起させてしまい，そのいじめ体験からくるトラウマ反応として緊張や動悸が出現したと考えられる．そして，今までの対人緊張や対人不安は，本人が抱えていたトラウマに対する反応と考えられる．長期間にわたり，トラウマ反応を起こす可能性のあ

る場面を回避していたため，本人もこのようなトラウマ反応が起こるとは思っておらず，この反応に本人自身も驚き，自信を失い，以後の支援に対して，そのトラウマ反応への不安から拒否的，消極的となってしまったと考えられる．

　社会的引きこもりにおいては，本症例のように，過去にトラウマとなる体験をもっているケースがしばしば認められ，そのトラウマが引きこもりのきっかけとなっていることがある．そういったケースでは，引きこもることにより，トラウマ反応をきたす状況を回避しているのであるが，長期間，トラウマ反応を呈する場面を回避しているため，本人自身もトラウマ反応が出現することに気づいていなかったり，出現することがわかっていても，それは軽いものであると考えていることがある．そのため，社会参加や自立への支援の導入を行った際に，トラウマ反応が出現してしまうことをしばしば経験する．そして，この反応は，本人にとって，思いもよらない急な激しい反応であることが多く，このことが本人にとって強い恐怖を伴う挫折体験となり，それをきっかけに，さらに引きこもりの状態を強化してしまうことがある．そのため，引きこもりのケースの支援を行う際は，こういったトラウマを抱えている可能性を念頭におきながら慎重に対応しなければならないと考える．

　近年，8050 問題(50 代の引きこもり例を 80 代の親が支えている問題)など，社会的引きこもりの問題は社会から大きな注目を受けている．社会的引きこもりは，特定の精神疾患，精神障害などを指すものではなく，状態を表すものであり，社会的引きこもりの問題の中心は，本人が社会と接点がないことや，将来の自立の方向性がみえないことである．そのため，多くは親が，本人の将来を心配し，相談機関などに相談に来ることが多い．しかし，かといって引きこもっている当事者がこの状況でよいと考えているかといえば，必ずしもそうではなく，多くのケースでは引きこもっている本人自身も，現状を何とか打開したい，引きこもり状態から脱却したいと考えている．そのため，本人が相談機関や医療機関に相談に来るようなときは，かなり焦っていることが多く，本人からの話題は自然に将来の社会参加や自立についての内容が多くなる．その結果，本人が抱えているトラウマや，社会生活の中での生きづらさなどに話が広がらず，また治療者も，本人の自立をしたいという主訴に基づいて話を進めるため，そういったものを見落

としてしまいやすい．

　本症例はまさに本人の過去のトラウマ体験に気づくことができず，そして，トラウマ反応への配慮ができなかったため，結果，継続的な治療や支援も途絶えてしまった，反省の残る症例である．引きこもりの症例に対しては，隠れたトラウマがある可能性が高いと考え，「いじめなど，つらい体験がきっかけになっている人が多いのですが，忘れてかけているそういう体験はありませんでしたか．その辺を話し合っておかないと，社会復帰の時期になって，それがトラウマみたいに苦しくなることがあるんです」などと，正直に尋ねてみるべきであろう．

26　被災体験

東日本大震災で自宅を失い仮設住宅に住む50代の女性．保健師からうつ状態を指摘され，当院の外来を受診した．

▶ 現病歴

　女性は，東北地方のある港町に住んでいた．2011年3月11日，職場で勤務中に，東日本大震災が発生する．直ちに同僚と高台に避難した．そこから津波が町を覆う状況と，その津波に大勢の人が流されているところを目撃する．女性の家族は，それぞれ避難をしていて無事であったが，沿岸部にあった自宅は津波で全壊．避難所に避難したが，そこで親しい友人や同僚が津波で流され亡くなったことを知った．その後，避難所生活を経て，地元ではない土地に建てられたプレハブ仮設住宅に入居した．入居後，時折，動悸や何もしたくなくなるなどの抑うつ症状が出現するようになる．これらの症状には波があり，何もなく穏やかに過ごせる時期もあり，パートに就くことができる時期もあった．しかし震災から3年が経過し，震災が起きた3月が近づくと，動悸に加え頭痛が出現し，そして何もする意欲がなくなり，自宅に引きこもるようになったという．これらの症状を，仮設住宅へ健康支援のため巡回訪問していた保健師に相談し，その保健師の勧めで当院の外来を受診することとなった．

▶ 初診時

　表情は暗く，疲弊した感じで，ぼそぼそと「正直いって何もかも投げ出したいときがある．やる気も出ません，マイナス思考が強いです」と語った．強い意欲低下，悲観的思考，不眠を認め，初診の状況で抑うつ状態とはっきり診断でき

る状態だった．さらに，「テレビで震災の報道があると，動悸がして，わあっと涙が出てくる．毎年，3月11日が近づくとひどくなります」と話し，そして「家のあった沿岸部のほうに用事で行くと，頭痛がします」「小さい地震があると，動悸と頭痛がして吐いてしまう．頭痛はそれから2～3日続きます」と述べた．震災に関連した報道や，被災現場に触れたり，地震が起こるとこれらの身体症状が出現していた．そして「川を見たり，大雨で水が流れているのを見ると，津波で流されている人を見たときの光景が頭に浮かびます」と述べ，いわゆるフラッシュバックも認められた．これらのことから被災体験によるトラウマ反応が強く認められ，心的外傷後ストレス障害(PTSD)と診断した．

しかし，一方で「震災で命を落とした人もいるのに，自分がこんなんじゃいけないと思う」「うちは家族が津波で死んでいないから，亡くなった人がいるところに比べれば恵まれています」と話したり，「周りの人たちは，私のようにはなっていない，私が弱いからこうなっているのです」と話すなどこれらの症状や状態を，自らの弱さによって起こっているものと考えていた．

日常生活では，夫は津波で職場が流失して失業し，その後，経験のない仕事に就き，収入が大幅に減少し，また津波で全壊した自宅のローンがかなりの金額残っているため，本人が少しでも働いて収入を得なければならない状況であった．また，近所に住んでいた義父も自宅が津波で流されたため，仮設住宅で同居が必要となり，同居のストレスに加え，義父が少しずつ介護の必要な状態になり，介護もするようになっていた．

▶ どう考え，どうしたか

震災によるPTSDに加え，震災による急激な生活環境の変化や多忙な生活によるストレスが大きく，それをきっかけに強い抑うつ状態も併存していた．そしてその症状をはじめとした心身の不調を，自責的にとらえていた．

現在の状態は，壮絶な被災体験をした方には誰にでも起こる反応であり，またこの反応は起こる人と起こらない人がいるが，それは心が強い，弱いという問題ではないこと，これらの反応からの回復には個人差があることを伝えた．また疲労がこのような反応をさらに悪化させることがあり，まず，安心してゆっくり休める環境を作ることが大切であることも伝えた．そのうえで，抗う

つ薬(SSRI)と睡眠導入薬の投薬を行うと同時に，安心して生活ができる生活環境を整えるためには，この患者が被災によって抱えた生活上の問題を1つひとつ解決していくことが重要と考えた．そのため，院内の精神保健福祉士にケースワークを担当してもらうことにした．

▶ その後の経過

　安心できる環境でゆっくり過ごせるようになることを治療の目標とし，震災の体験をあえて聞くことは控え，本人が語るときは傾聴するという姿勢で接した．診察で本人は，転職して苦労をしている夫を気遣って生活していること，義父と昔から折り合いが悪かったこと，地元の沿岸部から離れた土地に住んでいる負い目があること，プレハブ仮設住宅の生活に対する強いストレスや，ローンの返済計画の目途が全く立たないことなどを語ることが多かった．その後も，小さな地震が発生したり，大雨が降ったりすると，津波の光景がフラッシュバックし，激しい頭痛が出現したりと，状態は一進一退であった．

　生活上の問題に対しては，まず義父に介護保険によるデイサービスへの通所やショートステイを導入し，本人の家庭内での負担を軽くした．また自宅のローンについては，弁護士への相談を勧め，その結果，債務整理という形で，ローンの問題の解決をはかることにした．

　初診から1年後，復興公営住宅が完成し，入居した．プレハブの仮設住宅という仮住まいから，ようやく落ち着いた住環境を得ることができ，だいぶ，安心できるようになったといわれ，この頃から不眠は軽快し，少しずつ表情は柔らかくなり，笑顔も認められるようになった．また少しずつであるが，パートでの勤務もできるようになっていった．それにより，収入を得られるようになったことから，生活に対する将来の不安も軽減していった．この頃より，大きなフラッシュバックなどはほとんど認められなくなった．その後，3月11日前後や，法事などで地元沿岸部に帰ると軽い頭痛などが出現しているが，すぐに軽快しており，日常生活に支障を及ぼすことはほとんどなくなっている．

考察

　本症例は東日本大震災による PTSD であり，典型的なトラウマ症例である．一般的にトラウマ反応は，動揺性，反復性，遅発性に起こることがあるが，大規模災害においては，被災現場や報道の情報などに触れることをきっかけにトラウマ反応が出現することが多い．特に災害が起こった日には，災害を振り返る報道やイベントが増えるため，トラウマ反応が出現しやすく，これを記念日反応（アニバーサリー反応）とよび，この時期には症状の増悪の恐れがあるため注意を要する．

　災害による被災体験は，周囲も共通の被災体験をしているため，周囲と自らを比較してしまい，自らがトラウマ反応を呈していることを，自らの心や性格に問題があるからと自責的に考えてしまうことが多い．また，周囲も被災によってつらい状況に置かれている中，被災体験を語ることは，自らが弱音を吐いていると考えてしまいやすい．これらのことから，被災者の中には，被災体験を積極的に語ろうとせず，一見して，被災体験によるトラウマを抱えているようにみえないことがある．そして，臨床場面においては，トラウマとしてではなく，身体的な不調や不眠，抑うつ感を訴えての受診になりやすい．被災者に対応する際は，こういった被災者の状況や心情を踏まえる必要があり，被災者にトラウマ反応について説明する際には，被災に対して起こる心の反応は誰にでも起こりうること，またその反応の多くは一過性であること，そしてその反応からの回復には個人差があることを，まずしっかり伝え，被災者の心の中で起こっているトラウマについての理解を促す配慮はとても大切である．

　被災者は壮絶な被災体験を経験しているだけではなく，その災害によって，生活に大きな支障をきたす被害を抱えていることが多い．我々治療者は治療を行うものであるがゆえ，どうしてもトラウマに注目しがちである．しかし，被災者にとってトラウマは，被災によって抱えることになった問題の 1 つでしかない．トラウマが軽快しても，被災者の生活状況が改善することはなく，生活状況の改善なくして，心の回復もない．そのため，被災者の心のケアを考える際には，生活再建全般も含めた支援や援助を考える広い視点が重要になる．本症例は，生活環境の改善や負担の軽減に向けたケースワークを行い，生活の不安や負担が減少

し，安心して生活ができるようになったことで，トラウマ反応は軽快していった．このように被災者の心の回復を考える際に，安心できる生活環境を整えるための生活再建の支援は，トラウマからの回復を大きく促進することにつながり重要である．

　災害を経験した被災者は，トラウマ体験だけではなく，被災による生活状況の悪化もあり，そこから強いうつ状態やアルコール問題など，他の精神疾患，精神症状を抱えることがある．被災者の心のケアを考える際に，壮絶な被災体験によって抱えるトラウマだけに注目すると，こういったものを見逃してしまう可能性がある．そのことを踏まえ，被災者の心のケアを考える際，生活や生活再建の状況，他の精神疾患，精神症状など，広い視点をもち，そして包括的な支援を提供することが大切である．

ギャンブルで浪費してしまう20代男性

27　叱られては離職

受診の経緯

人に責められているという恐怖感，仕事が長続きしない，ギャンブルで浪費をしてしまうという主訴で20代後半に当院を初診となった．それ以前にも精神科クリニックへの受診歴があり，社交不安障害の診断を受けたが半年ほど通院後に中断していた．

▶ 生活歴・現病歴

　乳幼児期の発達に異常は指摘されなかった．幼少期より活発で人なつこい性格で，落ち着きなく動き回るところはあるものの大きな問題となることはなかった．小学校に入ってからは授業中の落ち着きのなさが目立ち提出物を出せないことが多く，ちょっとしたことをきっかけに同級生と喧嘩になることもあり教師に注意されることが多かった．約束事や決まり事を守るのが苦手で母親からも叱られることが多かった．中学校に入った当初は友人も多く，学校の成績は不良であったものの問題はなかった．しかし，中学3年生時に複数の同級生にからかわれるなどいじめに遭うようになり，学校に行けなくなった．高校は通信制の高校を卒業．卒業後は飲食店，鉄工所などの仕事に就くが，どれも短期間で「他の職員に責められる」「人前に立つと緊張して苦しくなる」という訴えで急に離職するといったことを繰り返した．日中にパチンコに通い浪費をすることも頻繁であり，金銭をめぐって両親との口論も絶えず，両親に連れられて当院へ初診となった．

▶ 治療経過

　外来診察時は，特に職場で人前に出ると，見られている，責められているの

157

ではないかと感じ不安が強くなり，動悸がして苦しくなることを訴えた．仕事
を辞めると家ではじっとしていられず，外出をするとパチンコに行って浪費を
してしまうとのことであった．診察中は話題が移ろいやすく，落ち着きにも欠
けていた．幼少期からの生活歴や心理検査の結果などから多動，衝動性が幼少
期より認められ，注意欠如・多動性障害(ADHD)の特性を認めるとともに社交
不安障害による不安症状も呈していると考えた．就労希望はとても強く，接客
などのパートを自分で見つけるが，短期間で人間関係の困難さや仕事がうまく
できないという理由で突然離職し，就労移行支援や就労継続支援を利用するも
相談なく突然辞めることが続いた．当初は多動や衝動性といった特性のために
衝動的な離職が続いていると考え，薬物療法に加えて，就労についても本人の
特性に合った仕事について話し合いながら一緒に決めていく方針とした．しか
し，その後も仕事を急に決めては，しばらくすると急激に不安が強まり離職し
て，パチンコで浪費するということを繰り返し，その都度本人も自信を喪失し
てしまうという経過であった．

▶ トラウマに気づいたとき

　本人の希望もあり，当院デイケアへ通所し就労支援を行うこととなった．そ
の結果，これまでの職場での様子を詳しく聴取する中でわかったことがあっ
た．本人によると，職場で不調になるときには，高校卒業後に働いていた飲食
店で女性の上司から「役に立たない」「仕事を辞めろ」などと繰り返し厳しく叱責
された場面を思い出し，そのときの苦しい感情がこみ上げてくる．不調になる
と中学時代のいじめ体験のフラッシュバックも伴い周囲が怖くなってしまう．
一度そうなると怖くなってその職場に行けなくなってしまい離職してしまう，
ということであった．

▶ どうしたか

　社交不安や多動，衝動性のために職場不適応や衝動的な離職が生じていると
考えていたが，加えて過去のトラウマ体験に伴うフラッシュバックが生じ，そ
れに伴った回避行動の形で離職を繰り返していると考えた．当初は本人もその
ことは自覚できていなかったが，その理解を本人と共有し，対処について話し

合った.

　過去の体験を想起するきっかけとしては，同僚に何かを注意された場面が多いということを特定し，今の職場にはそういう脅威はないこと，想起してしまったときは上手に過ぎ去るのを待つこと，一度不調になっても衝動的に離職せずにその後の対処について一緒に話し合うことなどを診察で確認した.

　同時に，デイケアの就労支援プログラムの中で，心理検査の結果も参考にしながら本人の得意とする仕事を一緒に話し合った．作業のスピードは速いが複雑な手順の業務では不注意のミスが増える傾向があり，まjust座って行う仕事よりも動きのある仕事が本人には合うようであった．当院のスタッフがハローワークに同行し本人に合った求人を探し，金属加工を行う町工場の求人を見つけ，見学と面接を経て就職が決まった．仕事の内容は動きのあるシンプルな作業で本人の特性に合うものであった．ただ，いざ仕事を始めると，以前と同様の症状が出現し，急に早退してしまうといったことが続いた．そこで，病院スタッフが職場を訪問し，上司も交えて症状や対処方法について協議する場を複数回設けた．その後もフラッシュバックやそれに伴う不安発作は認めるものの，上司や病院スタッフの助けもあり何とか対処し，時に休むことはありながらも仕事を継続することができている.

考察

　抑うつや不安を繰り返したり慢性化したりする患者では，背景にトラウマがある可能性を比較的考えやすい．だが，ADHDの患者は「元気だが，何度叱られても懲りない人」と思われやすく，背景にトラウマがあっても見過ごされやすい．ADHD患者は一見明るく気にしていないようにみえて，実は自己評価は低いことが多い．そして，「懲りていない」ようにみえて，失敗体験や叱られる体験，さらにはいじめられる体験の積み重ねが，トラウマ的になっている例がしばしばみられる.

　ADHDと診断されるほどでなくても，ADHD特性をもつ患者に対しては，患者がトラウマを語らなくても，「失敗したり，怒られたりが多かったので，つらい思いをしてきたのではないですか？」と共感する姿勢を常にもつようにしたい.

28　この子は私の妹

受診の経緯

30代前半の女性. 小学校の頃から父親から怒鳴られたり叩かれたりといった虐待を受けるようになった. 中学校からはリストカットをするようになり, 時に首吊りなどの自殺企図を試みることもあった. 一方で, 家庭内や学校では明るく振る舞うようにしていた.

高校進学を機に祖父の家に引っ越し, 飲食店のアルバイトを始めた. この頃には精神的に安定し, リストカットもしなくなっており, 職場でも明るい接客態度が評価されていた. 短大卒業後はアルバイト先にそのまま就職した. その後, 友人を介して出会った男性と結婚. 現在は子どもと三人暮らしで, 家事・育児・仕事に忙しくしていた.

そんな中, 職場でお客さんから理不尽に怒鳴られパニックになり, その日から休職した. その後不安感や抑うつ気分が強くなり, 再びリストカットをするようになった. 希死念慮が強くなったことでアパートから飛び降りて骨折し, 総合病院で手術加療された. 退院後も希死念慮が変動性に出現し, リストカットを繰り返すため, 当院を受診した.

▶ 受診時

夫とともに受診した. 表情に乏しく, 活気もなかった. 「普通に生きたいけど, 気力がない」と意欲低下や漠然とした希死念慮を訴えた. また, リストカットは「死にたいときもあるけど, 無意識だったり, しんどいのを紛らわすため」と語った. そして, 「衝動的に自傷行為や危険行為をしてしまうのが怖い」と自ら希望し, 閉鎖病棟に入院した.

▶ 入院後の経過

　入院直後も抑うつ的で自室に引きこもりがちではあったが，一方で寂しいという気持ちのほうが大きく，症状のことだけではなく，仕事や子育てに追われていたことや，趣味を楽しむ時間がなくなっていたこと，今読んでいる自己啓発本の内容などさまざまな話をした．そんな中，前述のような虐待体験もぽつぽつ話し始めた．「職場で怒鳴られたことで，過去の虐待でのトラウマ体験がフラッシュバックした」「虐待のことは，怖かったけど自分が悪いと思っていた」「生きている意味なんてないという気持ちは中学校からずっとある」と語った．

　しばらくして病棟生活に慣れていった頃，同じ病棟の入院患者で，自分より年の若いＡさんという女性との交流が深くなった．Ａさんは両親との距離感がうまくつかめなくなっており，両親に極端に甘えてみたかと思うと暴力的になったり，時に自傷行為もするといった点が問題になり，入院していた．そんなＡさんに対して周りの人たちが距離をおきがちになる中，「Ａちゃんは私の妹」と言い，常に手をつないで歩いたり，人目をはばからず抱き合う姿が目立つようになった．この頃には入院当初のような意欲低下や抑うつ気分はなくなっており，レクリエーションを楽しむなど活発に行動し，時にＡさんに厳しく接する医療スタッフへの不満を，Ａさんの気持ちを代弁するように訴えることもあった．

▶ どう対応したか

　入院環境の中で過剰に密接な人間関係を作る一方，「夫とは趣味も合うし，信頼できる存在．子どもは可愛くて，成長が楽しみ」「仕事は充実していて，早く仕事に戻りたい」と，楽しそうに話していた．そんな日常生活の話がたくさん語られる中で，ある日主治医が「正直どう？　ちょっとＡさんの話を聞くのに疲れているようにもみえるけど」と聞くと，女性は「そうなの」と苦笑した．そして，「でも，Ａちゃんは虐待を受けていた自分と重なるから見捨てられないの」と話した．過去の自分と重なるだけに，「自分がしてほしかったこと」，例えば「そばにいて，優しく話を聞いてくれる」「厳しく接する大人からかばってくれる」といったことをしてあげたいという思いがあるようだった．その気持ちの裏側には，Ａさんに頼られることで，自分の存在意義を確認するという意味合

いもあったと思われる．また，家族との楽しい話をした後にはいつも「でも，ま
だ帰るのは不安」と付け加え，入院環境は，トラウマ体験を想起させる現実的な
生活から回避する場にもなっていたのだろう．

　この女性自身のためには，共依存のような関係になっているAさんと距離を
おく必要があると考え，病棟を替わるよう促した．その際，Aさんとの関係性
を指摘するのではなく，あくまで本人自身の治療として話すことを意識した．
しかし女性は，新しい環境になることへの不安を強く訴え，転棟に拒否的だっ
た．このまま無理矢理引き離すことは逆に本人たちの結びつきをますます強め
てしまい，結果的に医療者との対立を生むだけだと思われたため，自然な流れ
で移行できることを目指した．具体的には，外泊を何度か繰り返してもらい，
問題がないことを確認したうえで，「病状として閉鎖病棟を出てもらわなけれ
ばいけないレベルだ」と説明した．その結果，本人も納得して転棟をしたが，時
間が経つにつれ「知っている人が誰もいない」と不安が強まり，「Aちゃんのい
る病棟に戻りたい」と泣きながら訴えるようになった．女性の不安や寂しい気
持ちに寄り添いながらも，閉鎖病棟には戻れないことを伝え，「このままこの病
棟で入院継続するか，退院するか，どちらのほうが安心できる？」と聞いたとこ
ろ，女性はすぐに「それなら退院したほうがいい」と決めた．これは一見衝動的
な結論にも思えるが，決めてしまうと興奮は治まり，笑顔で退院していった．
予定外の流れにはなったものの，結果としては健康的な日常生活に戻るきっか
けになった．

> **考察**
>
> 　トラウマを抱えている人は，周囲に対して安心感や安全感をもちにくく，不安
> 定な人間関係を築くことが少なくない．本症例のように，親しくなった人（Aさ
> ん）と過度に距離が近くなり，共依存のような状態になることもある．Aさんと
> 距離を取る形で，女性が退院を決めたことは重要であったと考えられる．
>
> 　だが，「Aさんとの関係は不適切な共依存なので，Aさんに出会わなかった方が
> 良かったのか？」と考えると，そうではないと思われる．Aさんとの関係がない
> ままでは，良い経過は得られなかったのではないだろうか．女性はAさんに自分

を投影し，Ａさんを守り可愛がることが，自分をいたわることになり，トラウマの自己治療になっていた．そしてそれは，入院という保護された安全な環境であったから起きた退行でもある．結果的に本症例の共依存と退行は治療的に働いたが，それには「程よさ」が必要であり，強く長い共依存や退行は害となる．その程度のコントロールを主治医は行った．現実生活に戻るのは不安を伴い，一歩を踏み出すのがなかなか難しいことも多いが，安全を保障しながらも時に背中を押すことも必要である．

　トラウマを抱えた人の経過は，共依存や退行などが複雑に絡み合うことが少なくない．共依存や退行などは悪いものとして扱われやすいが，治療的な側面ももっている．ただ，その程度をコントロールすることは当人たちには困難である．経過の中で生じる共依存や退行の治療的な側面を見抜き，安全で治療的な範囲内にコントロールすることが治療者には求められる．

小学生の頃から希死念慮のある 40 代女性

29　安楽死はできますか？

20 代から精神科クリニックを転々としている 40 代の女性．前医では持続性気分障害の診断で半年間外来に通院した後，中断．2 年経って福祉事務所の勧めで通院再開し，不規則ながら 2 年間通ったが再度中断した．中断からさらに 2 年経過し，再度福祉事務所から受診を勧められて当院を初診となった．前医からの紹介状には，女性は「安楽死させてくれる病院を探している」「イライラが抑えられないと暴れる」などと話し，慢性的な疲労感，不安焦燥感，解離症状，抑うつ気分，意欲低下，不眠などの症状を認めていた，と記されていた．

▶ 初診時

　診察室で挨拶を交わした後，女性は長い髪を顔の両側から前に集めてきて顔を覆った．幽霊のような異様な姿に内心驚きながら，困っていることがないかを聞くと，淡々と「死にたいというのが一番」と話した．また，コミュニケーションへの苦手意識があり「なるべく人と接触したくない」とも話し，実際に人から「会話ができていない」「聞いたことと答えが違う」などと言われたことがあったそうだ．「話しすぎてしまい，後から余計なことを言うんじゃなかったとよく後悔する」とも話していた．

　髪で顔を覆うのは女性なりの対人緊張を和らげる手段のようである．時折顔を覆い直す際に見える表情は憮然としていて，それ以外は口元が動いているのがかろうじて見える程度だった．

　問診票には「小学校の半ばから希死念慮がある」と書かれていたので，何かきっかけがあったのかを聞くと，やはり淡々とした口調で「その頃，親から虐待

を受けていた．学校の先生も含めてのいじめを受けていた」と話した．「祖父母が助けてはくれたけれど，逃げたら母親に殴られて監禁された」という．女性によると，死のうと思ってガス栓を開きストーブを焚いてもストッパーが作動して死ねず，安楽死できる場所を探すようになったという．外傷体験や希死念慮について話しているときも切迫感はなく，どこか投げやりで，諦めを感じているような雰囲気であった．

▶ 生活歴

独居であり，倦怠感から日中も自宅で横になって過ごし，外出は最低限しかしていなかった．気が向いたときに食事を摂り，夜は2〜3時間程度しか眠れていない．何かをきっかけにイライラが止まらなくなり，物に当たることがあるが，昔よりは落ち着いてきているという．複数回の離婚歴があり，子どもも3人いて，それぞれ里親のもとや施設で過ごしている．子どもたちと面会するときだけは少し気分が紛れて，良い時間が過ごせるようであった．

▶ どう考えたか

医療機関を転々としながらも，きわめて薄く人とつながっている．抗うつ薬などの薬物療法もいろいろとなされてきたが効果はなかった．話す内容は安楽死で，髪で覆われた顔と投げやりな口調もあいまって独特な雰囲気を醸し出している．死ぬ方法を考えながらも，一方で生活のために行政のサポートを受けており，そこからの勧めで受診してきた．

本人のみの受診であり，客観的な情報はない．慢性的な希死念慮を抱えて生きてきたその背景には，幼少期の虐待やいじめがあり，淡々と体験を話すのは半ば解離した状態の可能性がある．診察の早い段階で，虐待やいじめがあったと自ら話す姿や，話しすぎたと後悔することが多いといった言葉から，話した相手にどう思われたか不安になって受診しづらくなる可能性もある．話した相手の態度や言葉に拒絶などを感じ取りやすく，対人緊張の強さや信頼関係を作る支障になっている可能性もある．

実際，本人は治療者・支援者の反応をよく見ており，「この治療者・支援者は，どのような人なのか．何をしてくれるのか」とチェックしている．そして，

諦めの中に，微かではあるが「助けてほしい」という願いのようなものを感じる．だが，「何をどう助けることができるのか」，話を聞いていて途方に暮れてしまう．それだけでなく，次回の診察までに「自殺してしまうのではないか」などと不安になることもある．

　今はただ，筆者の中に心配や不安を抱えながら，近づきすぎず，遠くなりすぎず，か細い糸が切れないように，支援を続けているところである．

考察

　本症例のように，トラウマ患者は他者に対する恐怖感があり，他者を拒絶するような態度を取りやすい．その一方，他者に対して完全に諦めているわけではなく，「わかってほしい」「助けてほしい」という気持ちも強いことが多い．そのため，両価性を窺わせる一見矛盾した態度がみられやすい．この両価性ないしジレンマは，トラウマ患者の特徴であり，トラウマが語られなくても，トラウマがある可能性に気づくマーカーとなりうる．対応として重要なのは，適切な距離感である．不用意に近づくことは恐怖やトラウマを刺激してしまう．逆に，腫れ物に触るような距離を取った対応も，他者への失望を助長してしまう．

　肯定的な関心，温かい受容的態度など，支持的精神療法の基本がトラウマ患者には高いレベルで求められる．

30 前夫からの荷物

「お経を読む声が聞こえてくる」「誰かに狙われている」との訴えで当院を初診．初診の数日前より幻聴，被害妄想を認めるようになり，自宅を急に飛び出す行為も認め錯乱様の状態となり両親に伴われ受診となった．急性の精神病状態として同日入院となった．

▶ 生活歴・現病歴

　乳幼児期の発達に異常は指摘されなかった．大人しい性格で，人付き合いは得意なほうではなく1人で過ごしていることが多かった．高校ではクラスになじめず学校を休みがちとなる時期があったという．高校卒業後は地元の大学に進学し，卒業後は事務職として勤務した．28歳のときに職場で知り合った男性と結婚，両親や兄弟は結婚に反対したが，それを押し切る形での結婚だった．29歳時には仕事を辞めて夫の地元である山間部の小さな町に転居した．転居先は本人の地元からはかなりの遠方で友人や知人は近くにいなかった．夫の実家の近くで夫と二人暮らしを始め，夫は地元の企業で勤務し，本人は主婦としての生活となった．しかし，義母や夫との関係がうまくいかなくなり，32歳のときに離婚．実家に戻り，両親と三人暮らしとなった．その後しばらく問題なく生活していたが，ある日前夫の家に残していた私物が本人宛に届いた．その翌日には不安感，焦燥感が強まり，「お経を読む声が聞こえてくる」という訴えとともに錯乱状態となった．しばらくすると混乱は治まったが，その数日後にはテレビを見ている最中に急に同様の状態となり「外から狙われている」などと叫び，家の外に飛び出してしまい，その後河原で発見された．心配した両親に伴われ当院を受診．受診時は焦燥感が強く何かに怯えている様子で，「頭の中で

声が聞こえる」と幻聴様の訴えも認めたため，入院となった．

▶ 治療経過

　急性発症の精神病状態であり，まずは器質因の除外のために種々の身体的検査を行ったが異常所見は認めなかった．入院当初は，周囲への過敏さや不安焦燥が持続したが，保護的に関わるとともに少量の抗精神病薬の投与を行うことで徐々に精神症状は改善し，1週間後には病棟内で穏やかに過ごすようになった．しかし，男性患者の声やテレビの音に反応して急に不安・焦燥感が強まり，流涙し廊下にうずくまってしまうといったエピソードを挿間性に認めた．

▶ トラウマに気づいたとき

　本人に不調時のエピソードについて尋ねると，夫と暮らしていたときの場面を想起していたことがわかった．また，両親から本人の結婚後の生活についても詳しく教えてもらった．

　それによると，結婚してしばらく夫婦関係に問題はなかったが，近所に住む義母から家事のやりかたや生活スタイルについて批判されることが続くようになった．次第に夫からも生活全般について批判されるようになり，本人のお金の使い道を全て管理され，外出先も GPS 付きの携帯電話で把握されるようになった．そして，自宅では夫が飲酒した際に暴言や暴力を振るわれることも頻回に認めるようになったという．夫からの暴言や暴力は次第にエスカレートし，それを知った本人の母親が間に入る形で離婚する運びとなり，実家に戻ったとのことであった．

　実家に戻ってからは「自分がちゃんとできなかったのが悪い」「全て自分のせい」という訴えを母親に繰り返すようになった．もともとは楽しんでいた趣味のサイクリングや登山も全くしなくなり，次第に自室に引きこもるようになった．徐々に音への敏感さが強まり，テレビの音や男性の声に反応してフラッシュバックを呈することが増えていったとのことであった．その状況で，前夫から電話が何度かあったり，前夫の家に残していた本人の私物が小分けにされて複数回送られてきて，その中の靴やアクセサリーなどが壊れていたことがあり，その後から幻聴の出現とともに錯乱状態になっていったとのことであっ

た．そして，その後も前夫からの電話や郵便物は続いていたようであった．

▶ どう考え，どうしたか

　急性の精神病症状は改善したものの，フラッシュバックや「全て自分のせい」という自責的な感情，また同じ目に遭うのではないかという恐怖感，感覚的な過敏さは持続していた．また，前夫からの電話や送られてくる荷物に対する恐怖感など現在進行形の外傷体験も続いていると思われた．そこで両親に間に入ってもらい，退院前に前夫の家に残した荷物を全て整理し受け取り，今後はお互い一切連絡を取らないことを取り決めてもらった．

　本人の希望もあり自宅へ退院となり，退院後は実家で再び両親と生活することとなった．しかし，本人からは「自分が悪いからこうなった」という自責感や，「頭がおかしくなってしまった」という訴えが続き，抑うつ気分も呈し自宅にこもりがちの生活が続いた．外出をするのも恐怖感から必要最低限の買い物のときだけとなっていた．診察の中では，本人に対してトラウマ症状の説明を行い，今回の離婚前に起きたことについて，決して本人が悪いわけではないこと，そのような過酷な体験をしたら現在のような苦しい症状が出てしまうことは異常なことではなく，誰にでも起きうる反応であることを共有した．また，フラッシュバックのきっかけになる感覚的刺激の同定や起きたときの対処法についても話し合い，少しずつでも回避が減り本来の生活を取り戻していけるように関わった．

　しかし，家族が「だからあの結婚は反対だったんだ！」などと言ってしまい，その言葉に反応して自責感，希死念慮が強まるなど，状況は一進一退であった．そこで家族への介入も行いつつ，自己否定的・自責的な考えが少しでも緩むような関わりを続けた．現在は当院のデイケアに通所してもらいながら少しでも生活範囲が狭まらず，健康的な時間を増やしていけるように関わっている．

考察

　急性発症の幻覚妄想を呈し入院となった症例であった．その背景には結婚生活の中での外傷体験があったが，実家に戻った後にも続いた前夫とのやり取りも本

人にとっては恐怖を伴うもので，生活の安全感が得られていないことが症状の重症化につながったと考えられた．入院治療により幻覚妄想が改善してからも，自責感，フラッシュバックなどから回避的な生活が続いた．そのため，診察室での精神療法的関わり，家族への介入，デイケアを介して多職種による関わりなどで安全感のある健康的な時間を取り戻していくための支援を行っている．少しずつでも傷が癒え，次のステップの準備が整うように長期的な支援が必要な症例であるように思われた．

第 **3** 章

精神科日常診療における
トラウマへの精神療法

▌広い意味でのトラウマ

　本項に限らず本書では，トラウマを広い意味で用いる．PTSD の診断基準を満たすようなトラウマ例にも我々臨床医は時に出会うこともあるが，それよりも，普通のうつ病や不安障害やその他の精神障害の症例の中に，大小さまざまなトラウマが潜んでいることがある．本項ではそのようなトラウマを含めて扱う．

・・・・・・・・・・・・・・・・・・・・・・・・・・・・ 症例① ・・・・・・・・・・・・・・・・・・・・・・・・・・・・

女子大学生

　高校生の頃から不安症状や気分の落ち込みがあったが精神科受診までには至らなかった．大学進学後も何とかやっていたが，1 年生の後期試験前になって不安と気分の落ち込みが強くなり，試験勉強が手に付かない状態となった．何とか進級したものの，今後に不安を感じ，筆者の外来を受診した．

　混合性不安抑うつ障害として通院となり，抗うつ薬などを処方したが，薬物療法の効果は限定的で，不安や抑うつなどの症状は実験などのレポートを課せられた時期や試験前に症状が強くなりやすかった．そして，2 年生の後期試験が近づいた頃，1 年前よりも試験への不安が強くなり，勉強に身が入らない状態が続いた．このままでは試験に落ちて留年してしまうという不安が勉強への意欲を落とし，勉強できないから留年の不安が強くなる，という悪循環の状態だった．留年者を多く出す科目で追試験となり，追試験の出来も悪く，結果を待たずして「留年すると思います」と述べた．その 2 週間後の外来で，「どうでした？」と尋ねると，「……通りました」と述べる一方，表情は暗くアンバランスだった．「おめでとう」と言いかけてやめ，「嬉しい感じではなさそうだけど？」と尋ねると，「落ちて留年するつもりだったので，進級と言われても困ります」と困惑した表情を見せた．

　「十分に勉強しないまま，進級するのは悪いんじゃないか，という気持ちですか？」と尋ねると，「はい」と言うので，「真面目だねえ．普通の学生なら，通ってしまえばこっちのものだって思うのにねえ」と返した．うつ病患者などで，こ

のような真面目過ぎる人はしばしばいるので，彼女もそういうタイプなのだろう，という理解で終わりかけたが，ただの真面目とはちょっと違い，「申し訳ない感じ」というよりも「これからが怖い」という雰囲気をなんとなく感じた．さらに，「進級したら，具体的にどんなことが困ると思うの？」「最も恐れているのは何？」と尋ねると，「春から実習が始まるので，実習で困ると思います」と言う．「みんな実習の場面になってから，教科書を読み直したりすると思うけど」と話したが，表情はさらに悪くなった．つらそうな表情で次のような話をしました．

　小学校の低学年の頃から，多動ではなかったが，忘れ物は多かったという．そして小学校3，4年の担任は厳しいタイプの男性教師だった．彼女は忘れ物で毎日のように注意される生徒だった．そして，その教師は，怒鳴ったり体罰をしたりはしないものの，毎回，反省文を書くように言った．彼女は毎回反省文を書いた．1回や2回なら反省文はまだ書きやすいが，毎回となると，同じような文章しか書けなかった．気を付けても忘れ物をしてしまう自分，同じ文章しか書けない自分が嫌になったという．

　その話を聞いたうえで，進級後の具体的な不安を尋ねてみると，実習場面で叱られている，または尋ねられても答えられない自分が想像されるのだという．そして，かつての忘れ物に気づいたときに「また怒られる！」と感じた自分の姿や，「また忘れ物？」「反省文は？」「まだ書けないの？」などと言う教師の姿が思い出されるのだという．すると，高校時代の教師に罵倒された場面も芋づる式に出てきて，調子が悪くなるのだと教えてくれた．彼女の不調の原因は，こうしたフラッシュバックだった．

症例②

50代女性

　会社員の夫との二人暮らしの女性．子どもは巣立ち，パートで働いている．動悸や喉の詰まる感じ，漠然とした不安感などの不安症状が主で，時期によっては朝優位の抑うつ感や倦怠感なども加わる．前医から抗うつ薬などが用いら

れていたが，効果は一時的であった．主治医が筆者に代わり，これまで使っていない抗うつ薬を試したが，やはり効果は限定的だった．

　心因として考えられるのは夫婦関係であった．夫婦仲は良くなく，何かというと夫は彼女をボロクソに言うのだという．反論すると何倍にもなって返ってくるので，反論はしない．夫は自身の親とも関係は悪く，親をいたわるようなこともほとんどない．「もう80歳を超えたのだから，いつ死んでもいいだろうに」と言ったりする．会社でも気に入らない部下は意地悪なことをして辞めさせたり人としての優しさに欠けるところがあるのだという．

　毎回，話を聞いて，労をねぎらいながら，薬物調整などを続けた．そうするうちに，少し離れたところに住む自分の親が高齢で，徐々に介護が必要になった．そこでこれを理由として，週末は実家に行くと夫に宣言した．かなり勇気が要ったが，幸い夫は週末程度なら，自分の食事などはどうにかできる人であった．「何しに行く！」程度の嫌味はあったものの，怒鳴られることなく済んだ．週末だけでも，夫から離れられるようになり，症状はかなり軽減した．普段の家では，夜中の小さい物音でも目が覚めたりしていたが，実家ではやっと安心して眠れるようになったという．

　「平日は気分が落ち込んだり，調子が悪かったりすることも多いけど，週末はゆっくりできます．平日のしんどいときも，週末にゆっくりしようと思うと何とか頑張れます」と話すようになった．「この人に最も必要だったのは，薬物療法よりも精神療法よりも，心因の改善だったのだ」と考え，抗うつ薬を徐々に減量した．彼女も，「週末だけでなくて，だんだん週の半分くらいは実家に重心を移していきたいです」とも述べ，「いずれは熟年離婚」という希望が見えてきたことで，さらに症状は軽快した．このまま治療が終了できるかもしれないと思っていたところ，「この頃，喉が詰まるような苦しい感じが，時々ふと起こるんです」と言うようになった．不安障害の残遺症状とも考えられ，完全になくなるのは難しいのだろうと思われたが，あるとき，不安症状を詳しく聞いてみた．すると，夫に言われた心ない言葉や場面がふと思い出され，それから喉が詰まる感じがし始めるのだと教えてくれた．フラッシュバックによる症状だった．トラウマ症状が，恐怖の対象から距離が取れるようになってから出現したり強まったりするのは，よくあるパターンである．

ふとした症状

　症例①も②も不調の原因はフラッシュバックだったのだが，最初から「思い出される」とは教えてくれなかった．「急に調子が悪くなった」「ふと不安になる」などと表現する．これは嘘をついているのではなく，本人たちも実感として「ふと不安になる」のであり，その症状を詳しく尋ねられて話す中で，過去の記憶が具体的に蘇ったのだった．つまり，具体的な記憶の想起の代わりに，漠然とした不安感や身体感覚が表面に現れていた．筆者が詳しく尋ね，それを話そうとする中で記憶の具体的な想起が起きたのだった．それゆえ，診察室で記憶の想起がなされた瞬間，患者はゾッとした表情に変わり，フリーズしたような感じが受け取られた．そのあたりに気づかないと，「ふと不安になる」不思議な症状とか軽い不安発作として見過ごされていた可能性が高い.

　今日，不安や抑うつなどの症状で精神科に通院している人はきわめて多い．その中には，薬物療法や精神療法などである程度治ったが，治癒までは至らず，治癒過程の途中で何かに引っかかり止まった状態が続いている例は少なくない．少なくないどころか，わが国で精神科に通院している患者の相当数が，「初診の頃に比べたら，かなり良くなり，仕事や生活に大きな支障はなくなってきたけど，薬はまだ必要で，実際に減らしたら悪くなったし，ストレスがかかるとまた悪くなるので，この薬を続けるしかない」という状態なのではないだろうか．そういう患者の中には今，例に挙げたような，トラウマが棘のように引っかかり，治癒過程の途中で止まっている例は実は少なくないのではないか，と筆者は考えている.

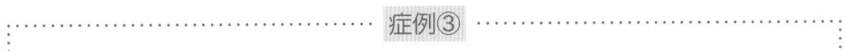

症例③

20代男性

　建設作業員．数人がかりで重さ2トンの機械をトラックの荷台に載せようとしていた．足場が悪く，バランスが崩れ，機械が彼に向かって倒れてきた．彼は下敷きになった．すぐに救急車がよばれ救命救急センターに搬送された．肋骨6本と骨盤を骨折し，血胸と気胸もあり集中治療室に入った．全身CT検査

の結果，腹腔内にも空気が入っていることがわかり，緊急の開腹手術となった．彼は痛みに耐えながら手術の説明をちゃんと聞き，しっかり同意をした．手術は無事に終了し，彼は命を取り留めたものの，骨盤骨折の手術は別途必要だった．痛みや体動もできない苦痛に彼は耐え，弱音や文句を言うこともなかったが，入院3日目の夜に看護師に言った．「あのう，この病院には精神科の先生とか，カウンセラーの先生はいますか？」と．事故場面の夢を毎晩見て苦しいのだという．翌日，精神科に診察依頼があり，筆者が診察することになった．

　集中治療室に行くと，彼はベッドに固定されていた．骨盤は外側から棒で串刺しにされ，ワイヤーで足側へ牽引されていた．自己紹介してからまず痛みなどを尋ねると，痛みはあるが何とかなると言う．次に何を尋ねるか迷ったが，しっかりと受け答えする様子だったので，事故の状況を正面から尋ねた．これは回避の心理がどの程度あるかを調べる意味もあった．すると彼は詳細に教えてくれた．単に下敷きになったというよりも，機械と一緒に斜面を転がったようになったことや，機械が倒れてくる場面はスローモーションのように思い出すなど記憶は鮮明であった．現場の仲間が駆け寄って来てかけてくれた言葉や，口の中が塩辛かったので唾を出したら，唾ではなく大量の血だったので，「これはヤバい」と思ったことなども語った．淡々と話す内容と，時に見せる苦笑がアンバランスな感じだった．

　そして，本題の不眠と悪夢について尋ねた．すると，事故場面そのままの夢もあるが，それだけでなく，事故場面とは内容が変更された夢も見るのだという．つまり，「かすり傷で済んで良かったよな」と言って，次の現場に行っている夢や，実際にはまだ面会に来ていない友人が来て，事故について談笑している夢なども見る．そんな変な夢を見る自分はおかしいのか？などと考えてしまう．現実に起きた内容の夢よりも，現実でない夢のほうが苦痛だ，と言うのだった．

　筆者は「事故場面の事実の夢だけでなく，事実と異なる内容の夢も見てしまい，自分は変なのかと戸惑うわけですね．わかりました．これは不思議なことではありません．人が夢を見る理由は，記憶の整理などいろいろといわれていますが，当然のことながら，本人の不安などの現れがあります．例えば，受験生が試験に落ちる夢を見ることは大変多いです．これは試験に落ちる不安や，

その不安に対して慣れさせようという対処の意味があります．そして逆に，試験に通った夢を見ることもあります．これはその人の期待や希望を表しています．服役中の人は釈放される夢を見たりします．かすり傷で済んだら良かったのになあ，という気持ちもあって当然です．おかしいことではありません．しばらくはいろんな夢を見ると思いますが，この大変な状況に対応しようとして，頭は頑張っているんだなと思って，眺めておいてください．そのうちに変な夢は減っていくと思います」と話した．すると，「そうなんですね．良かったあ．それを聞きたかったんです」と述べ，肩の力が抜けたように見えた．そしてさらに以下のような会話を続けた．

　筆者：今，お話を聞いていて感じたのですが，あなたはつらいことがあっても我慢して耐えようとタイプの人に思えます．どうですか？

　患者：だと思います

　筆者：子ども時代はどんな子どもでしたか？

　患者：そういえば，人の顔色を見て生きてきたと思います

　筆者：つらいことがあっても，表面的にはそれを出さずに元気そうに振る舞うとか？

　患者：あ，そうです

　筆者：では，人に相談したりは？

　患者：ああ，自分で解決するタイプです

　筆者：こんな大変なときなので，無理をせず，相談するようにしてくださいね

　患者：わかりました

　筆者：そうしたら，睡眠が取れていないので，薬を出します．けど，いわゆる睡眠薬ではありません．今はしばらく思考を抑えたほうがよいので，思考の敏感さを下げ，眠気も出やすい薬を出します

　患者：ありがとうございます

　薬の効果もあってか，初日から眠れるようになった．数日後には骨盤骨折の手術も無事に終えた．当初は心理職にも入ってもらうなどの治療体制も考えた．だが，「最初のときによく話を聞いてもらって，楽になりました．また困るようなら，私からカウンセリングをお願いしますから」と述べた．心理職の介入

177

は要さず，薬は漸減して中止し，それ以後は特に介入を要さぬまま，1か月ほどで身体リハビリテーションを行う病院へと転院していった．

まずは心理教育

　本症例は，多くのことを我々に教えてくれる．トラウマ症例の悪夢は，フラッシュバックタイプの悪夢が典型であることはいうまでもないが，本症例のようなパターンもありえる．大切なことは，単に「トラウマのフラッシュバックだな」と理解するのではなく，本症例のように可能な範囲で本人に話してもらい，本人が何をどう感じているかを個別に理解することが重要である．また，本症例のように，大変な体験を苦笑や笑顔を交えて語る人もしばしばいる．これもおかしいことではない．それは，圧倒的な体験へのぎりぎりの防衛であったり，病態の複雑さであったり，本人が元からもっている健康さ（病気になりにくさや回復力，最近流行りの言葉でいうとレジリエンス）などが絡み合っていると推測される．

　そして，最も重要なのは説明と意味付けであろう．患者は自分に起きていることが何なのかわからないでいることが多い．本人の体験を十分に理解して，そのうえで，「正当な反応です」「それで良いのです」「病気の症状ですが，落ち着いていきます」などの説明をすることが我々治療者の重要な役目である．これは要するに心理教育なのだが，重要なのは一般的な心理教育だけでなく，本人の事情に応じた適切な説明である．

　先に挙げた，症例①と②においても，トラウマの存在がわかった後にまず筆者が行ったのは，トラウマに関する基本知識の説明，つまり広い意味での疾患教育としての心理教育である．具体的には，このような形で症状や記憶の想起が起こるのは，過去に受けた体験が単なるつらい体験を超えた体験であることを示していること，それは想起するのに苦痛が大きいこと，想起して人に話すということも大きな苦痛と苦労を要することなどを説明し，話してくれたことへの労をねぎらった．思い出すのはつらいと思うが，思い出さないほうが，形を変えた不安や抑うつ，イライラや身体症状などのさまざまな症状が続きやす

いこと，自分の症状は「自分が変」なのではなく，多くの人が同じように感じ，「自分がおかしいの？」「自分は弱いの？」と考えてしまいがちであること，なので「あなた1人ではない」と話したうえで，さらに一般的なトラウマのメカニズムや回復過程などについて説明した．症例①も②も，そのような心理教育がなされると，自分が今いる位置がわかり，当事者として圧倒される体験がいくらか客観的にもとらえられるようになっていった．それによって，ふと不安になる症状は軽減した．そして，思考が不毛な自責の方向になるパターンも減っていった．

このように，心理教育は大変重要である．適切な心理教育をしないと，患者はとんでもない誤解や自責的説明を自分にしてしまいかねない．ある女性は，小学校高学年のときに，近所のお兄ちゃんに性的いたずらを受けた．そして，被害を受けた翌日にも普通の表情をして遊びに行っていた．彼女は「私はバカなんです．私は被害を受けるのを自ら求めたのでしょうか？」と述べた．トラウマだけでも苦しいのに，その後の自身の行動のせいで，彼女は自己肯定感を著しく下げていた．筆者は「トラウマは思い出したくないから，なかったことにしておきたい，という気持ちが働きます．なので，昨日何もなかったように行動するのはよくあるパターンです．自分を責めるのは間違いです」と説明した．彼女にはつらい体験を自責的に意味付けしている点が他にも多々あったので，それを見つけては修正する，ということを繰り返す中で，彼女は以前より徐々に自己肯定ができるようになっていった．

トラウマの延焼を防ぐ

トラウマは大きなものであるほど，その後のその人の思考や行動は自己否定的なものになりやすい．そして，それを放置するとその否定的な思考や行動が拡大していく．トラウマがあったとしても，それはその人の人生全体でなく一部であり，良いこともたくさんあったはずである．最初は，「人生全体としてはおおむね良い人生だけど，あの体験はトラウマだった」はずなのに，トラウマによって生じた否定的な思考や行動が徐々に拡大し，長年の後には，「その人の内面の半分以上や大半が，否定的なもので占められている」ような状態になってしまっている患者にしばしば出会う．感染や火事で例えるなら，「トラウマは，

発見して隔離しないと感染や延焼が広がる」というイメージである．発見した時点で完全に消火するような治療が行えるのが最良なのかもしれないが，それは現実の臨床現場では容易ではない．ただ，患者と治療者でトラウマを同定し，心理教育を行い，「適切な理解によって，否定的な思考があなたの心の中全体に広がっていくことは防げる」との考えを共有できれば，延焼はかなり防げるのではないか．それは，延焼を防ぐ防火扉の設置や感染拡大防止のための患者隔離に相当する対処であり，トラウマの「隔離」といえる．隔離ができれば，強力で集中的な治療はできなくても，生活基盤を支え，安心した生活が送れるようにし，味方になってくれる人を増やし，安定した治療関係を保持することはできる．地味な対応でも，時間をかけながらトラウマは回復していくのではないかと考えている．

············ 症例④ ············

20 代女性

　軽度の自閉スペクトラム症（ASD）の 20 代女性．ある日の診察で次のようなやり取りをした．

　患者：この前，百円ショップで商品を手に取ったら，商品を引っかけているフックが外れて，商品が 10 個くらい，こっちに崩れてきたんです．

　筆者：そりゃ困ったね

　患者：とりあえず手で支えて，でもそのままでは動くわけにいかなくて，どうしようもなくて．そしたら店員さんが来てくれて，私の代わりに商品を支えてくれて直し始めてくれたんです．私は店員さんの隣にただ立っていたんですけど，どうしたらよいのかわからなくて

　筆者：もう店員さんに任せたらよいのでは？

　患者：私がとんでもないことをしたのに，店員さんを放って立ち去るのは悪いと思って

　筆者：別に悪くないと思うけど？

　患者：店員さんも，もういいですよと言ってくれたんだけど，どうしてよいかわからなくて．私はダメな人間だと思ってつらくなったんです

筆者：なるほど，そんな風に思うんだね．それはあなたの気持ちが優しいか
　　　らだね．じゃあ解説します．商品をぶら下げるフックが外れることは，
　　　時々あることです．実は僕も経験があるよ．商品をちょっと持ち上げ
　　　ようとしたら，フックがすぐ外れるんだよ．だから，店員さんにとっ
　　　ては，大変な出来事ではなくて，よく起こる出来事だったんでしょう

患者：えっ，そうなんですか？

筆者：大変なことをしたと思う必要はないと思うよ．それをきっかけに自分
　　　はダメな人間だと思ったのね

患者：はい

筆者：それは考えすぎだと思います

患者：そうなんですね

筆者：もしかして，以前に自分がした失敗とかを思い出した？

患者：はい．今まで失敗した場面がどんどんと蘇ってきて，苦しくなりまし
　　　た

筆者：それはつらかっただろうね．ただね，それを思い出す必要はなかった
　　　と思う．起こった状況を正しく認識するのが苦手で，自分は大変なこ
　　　とをしてしまったと誤解したら苦しくなったんだね

患者：じゃあ，自分はダメな人間だと思わなくていいんですね

筆者：はい，そうです

（この患者とは別の診察日に以下のようなやり取りもあった）

患者：昨日，調子が悪くなったんです

筆者：どうしたの？

患者：夕食を作っている母を手伝っていたら，私がこぼしてしまって，その
　　　ときに母に『もう，役に立たんな』と言われたんです．そしたら急に体
　　　が動かなくなったんです

筆者：役に立たんと言われたんだからしんどかったよね．でも動けなくなっ
　　　たというのはどうして？

患者：小学校のときを思い出したんです．掃除で机を運んでいたら，私，転
　　　んでしまったんです．そしたら『使えん奴じゃ』とある女子に言われた

んです

筆者：なるほど，そんなことがあったのね．その子はどんな子だったの？

患者：嫌な子．私だけでなく，いろんな子をいじめる子でした．だから皆か
　　　ら嫌われていました

筆者：なるほどね．そんな子だから，あなたがコケたのをきっかけに，ひど
　　　いことを言ったんだね．じゃあ，今考えてみて，自分は本当に使えん
　　　奴だったと思う？

患者：えーっ，たまたまコケただけだと思う

筆者：だよね

患者：そうなんですね．そう言われたら，だいぶ楽になった

筆者：これまでつらいことが多かったと思うけど，今考えたら誤解だと思え
　　　ることもあると思う．過去の黒いオセロの駒を1つずつ白にひっくり
　　　返していこう

患者：わかりました

筆者：また何か思い出したら教えてね

患者：はい

意味付けの修正

　このやり取りの後，彼女と筆者の間で共通認識が2つできた．その1つ目は
「過去は変えられる」である．過去の事実そのものは変えられないが，過去に対
する意味付けは変えることができる．人は意味付けの中で生きているので，意
味付けが変わることは，過去が変わることに相当する．それくらい，意味付け
への操作は重要である．

　2つ目は，「フラッシュバックは起きたほうがよい」である．過去の記憶や意
味付けは普段は固定されていて変えることは困難である．しかし，フラッシュ
バックが起きた瞬間，過去と現在が一瞬でつながる．過去と現在の間にタイム
トンネルが開く．すると開いたタイムトンネルに現在側から腕を入れて過去に
手を伸ばし，つらい体験すなわち黒色のオセロの駒を白色にひっくり返すこと

ができる．過去の意味付けを修正することができる．だから，フラッシュバックは起きてもらわないと困る．過去を変えるにはフラッシュバックが起きてくれることが必要であるという認識である．

純粋な自閉スペクトラム症

　ここで，純粋な自閉スペクトラム症（ASD）というものを考えてみたい．純粋でこじれのない ASD とはどんなものだろうか．ASD の子の中には，いじめやトラウマによるこじれをほとんど受けずに済む子も時々いる．そういう場合は，ASD であることには変わりないが，「周囲から愛される癒し系の人」になっていることが多いと感じる．

　ならば，我々が感じている障害としての ASD とは，もって生まれた ASD 特性に，虐待や災害のような大トラウマはなくても，さまざまな小トラウマがどんどん積み重なり，その総体が ASD になるのだ，と考えたらどうだろうか．図1を見てほしい．ASD とはもって生まれた ASD 特性にトラウマの蓄積が加わったものであり，数学の数列では総和をシグマ（Σ）で表すので，ASD＝ASD 特性＋Σ（トラウマ）と表現できる．すると，逆に上記の事例のように，小トラウマを1つずつ見つけては剥がしていくことができれば，こじれた ASD を純粋な ASD へと少しずつだが戻していくことができるのではないかと筆者は考えている．

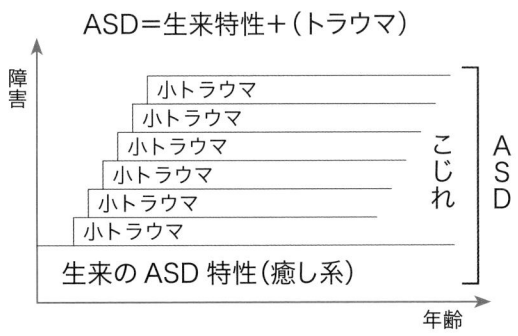

図1　トラウマの蓄積

ASD のない場合も同じ

　前述の症例は軽度の ASD であり，ASD では状況理解が悪かったりするので，いじめられるなどトラウマが生じやすい．ASD ではトラウマが生じやすいが，ASD がない場合でもトラウマの構造的理解は同じではないだろうか．つまり，図１において，生来の ASD 特性をほとんどゼロにして，総和としての ASD をトラウマ障害に替えれば，一般の人についても同じだと考えられる．また，「生来の ASD 特性」の部分を，統合失調症，うつ病，不安障害などに置き換えればほかの精神疾患も本来の精神疾患とトラウマの蓄積との和だと理解できる．強い破壊的なトラウマへの対応は簡単ではないが，精神科一般外来には，小トラウマが蓄積したような病態なのに，本人も主治医も十分気づいていない例が結構あるのではないかと思われる．「ふとした症状」を見過ごさずに小トラウマをとらえ，話し合うことで，１枚ずつ剥がしていくことができるのではないだろうか．

　慢性的な性的虐待のような重いトラウマの症例にも，この発想は必要であり重要だと考えられる．本書第２章の症例番号 19「思春期の記憶はない」は，筆者の症例であるが，続報がある．飲酒については数週間飲酒しなかったり，飲酒が続いたりで，まだ断酒とはいえないが，飲む量は缶チューハイ 1～3 本程度に減っている．受診時の心理面接では，職場がいかにブラックであるかなどを笑いを混ぜながら愚痴るようになった．以前は何を話しても，最後は「自分はダメ」が結論だったが，最近は「うちの職場はひどい．私はまだマシなほう」と自己肯定的な言葉で終われるようになった．そして，「若い頃から母親に『体に気を付けて』とか『事故に気を付けて』などと言われるとそれが嫌でたまらなかった．自分が誰かから心配されたり労わられたりするということが苦痛だった．自分は労られる資格はない人間だと思っていたから．けれど最近は，自分を心配する言葉を母親にかけられると，『私のことを心配してくれているんだな』と素直に受け取れるようになった」のだと言う．これを聞いた筆者が思い出すのは，親から虐待を受けて施設に入った小学校低学年の女児が，職員から「かわいいわね」と言われてパニックになって暴れる場面である．虐待を受けた子どもの中には，かわいがられると怒ったり暴れたりする子どもがいるが，これも被虐待

の徴候の1つだと考えられる. 彼女には「トラウマから徐々に回復してきた結果, 人のプラスの気持ちを素直に授受できるようになってきたのではないかと思う」と説明している.

■ おわりに

　トラウマに伴う症状だと本人も気づかないような小トラウマから, 関わりに二の足を踏みかねないような重いトラウマまで, 我々精神科一般臨床の現場には, さまざまなトラウマが隠れていて, 表面的な精神疾患の経過に大きな影響を及ぼす. 患者の生活や人生に目を向けて話を聞く中で, それに気づき, 苦労をねぎらい, 適切な説明を行いつつ, 時間をかけて回復を支援する治療が求められている.

【参考文献】
・青木省三：ぼくらの中の「トラウマ」―いたみを癒すということ. 筑摩書房, 2020
・青木省三：こころの病を診るということ―私の伝えたい精神科診療の基本. 医学書院, 2017
・村上伸治：現場から考える精神療法―うつ, 統合失調症, そして発達障害. 日本評論社, 2017

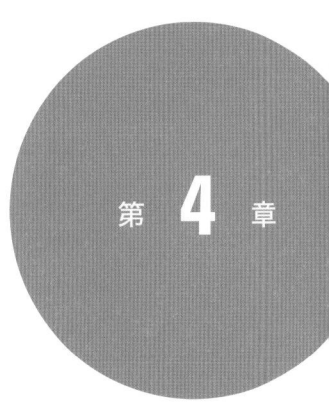

第 **4** 章

トラウマを抱える人たちへの
生活支援

これからの生活支援に求められるもの

　これまで，人とその生活は，周囲の人たちとの関係に支えられてきた．人と人とが支えあうネットワークや地域共同体などがあった．しかしそれらが急速に力を弱め，人々が孤立し孤独になりやすい時代になってきている．精神的にも物理的にも孤立しやすく，生活の基盤も脆く，基本的な安心感や安全感が揺らいでいる．家族とともに暮らし，学校や職場に行っていても，人とのつながりが薄い人たち，あるいはつながっていない人たちが増えてきている．さらに支える家族も孤立し，孤独を感じ，心理的・経済的なゆとりがない場合も少なくない．そのような時代の治療や支援は，診察室の中だけでは不十分で，実際にその人やその家族の生活や取り巻く環境の様子を聞き，見て，その人たちがどのような体験をしているかを感じ，具体的に生活の中で困っていることを理解することが大切である．これからの生活支援は，従来の診察室の中での治療に加え，人的・経済的な支援を含めたソーシャルワーク的な視点が不可欠となってきている．

トラウマを抱える人たちへの生活支援の難しさ

　背景に発達障害をもつ人が怖い出来事を体験すると，トラウマ反応が起こりやすい．また，発達障害がある・ないにかかわらず，幼小児期に虐待を経験したり，パートナーとの間で暴力を受けたりすると，対人関係や感情が不安定になりやすい．治療や支援においても，治療者や支援者と安定した関係を築くのがなかなか難しく，不安定なものになりやすい．

　また，周囲の人や環境に対する基本的な安心感・安全感に乏しく，対人関係の距離も近くなったり遠くなったりと不安定になりやすい．そのため，治療者や支援者に依存的な反面，その言葉を過敏に被害的に受け止めやすく，安定した治療関係や信頼関係を維持することが難しく，治療や支援が途切れやすい．さらに治療や支援それ自体が再トラウマ体験となることがあり，こじれさせることも少なくない．トラウマは本人を長く苦しめるとともに，治療にあたる我々や支援者をも苦しめる．しかし，トラウマに気づき，生活の安定に注目し

た程よい距離感をもった，粘り強い関わりで，事態が徐々に改善していく例も少なくない．

　本項ではいくつかの症例を交えながら，さまざまなトラウマを抱える人たちの安心で，安全な生活の基盤をどのように形作ることができるか，そのアプローチを記してみたい．

症例①

障害年金を受給することで安定していった女性

　40代の女性が内科からの紹介で受診した．主訴は不眠ということであった．長年，近くの内科を受診しては睡眠薬を処方され，そのたびに過量服薬をしており，時には救急搬送されることもあった．そのたびに内科医師から厳しい注意を受け，精神科を受診するように勧められていたが，なかなか本人が精神科受診に至らなかった．あるとき，再び大量服薬をし，内科医師からは「もう手に負えない！　薬も処方しない！！」と治療を強く拒否され，渋々ながらも精神科の受診に至った．

　希死念慮と多くのリストカット痕があり，表情は乏しく，漠然とした不安と抑うつ，頑固な不眠を訴えた．これまでの経過については「これ以上は話したくない，話しても変わらない」と頑なに拒んだ．再び大量服薬につながってはいけないので，2週間ごとの短期処方と通院を提案した．その後，大量服薬とまではいかないが，「1日分足りなくなったから処方してほしい」「眠れないから一度に3日分飲んだので足りなくなった」といつも予約よりも数日早く受診するパターンが続いた．診察のときには決まって「アパートの隣の人の生活音や雨の音で目が覚める，悪夢を見て目が覚める」「人が信用できない，近所の人の視線が怖い，家から出られない」と話した．この女性の背景には何らかのトラウマが関与しているのではないかと感じたが，こちらからあえて聞くことはしなかった．診察室では会話は短く，会話はなかなか膨らまなかった．

　初診から数か月が経ったある日，「先生，少し話を聞いてもらえますか？」と言い，女性はふっと話し始めた．「子どもの頃，父は愛人ができるたびに家を出て行き，別れると帰ってきた．父は生活費を家に入れることはなく，母の稼ぎ

189

で生活を送っていた．母は食事の準備はしてくれたものの，父がいなくなると愛人を自宅に連れ込み，時に私は押し入れに閉じ込められたこともあった．母から『あんたなんか産むんじゃなかった』と言われたこともあった．母が不在の夜，母の愛人から性的虐待を受けることもあった．眠るのが怖かった．母は見て見ぬふりをし，誰にも相談ができなかった」と泣きながら話し，かなり苦しそうな表情になった．そこで「無理に今日，全てを話さなくてもよいので次回にしましょうか？」と尋ねると女性は「また聞いてもらえますか？」と述べた．のちの診察で，女性はゆっくりとこれまでの経過を話してくれた．その後両親は離婚し，女性は母のもとで暮らすようになったが，中学生のときに母が心筋梗塞で倒れ，その後は親戚の家を転々とする生活になった．何とか高校に進学できたが，同級生や教師と対人関係でトラブルになることが多く，数か月で退学となった．異性との距離の取りかたが難しく，男性に騙されることもあり，二度の離婚を経験し，現在は小学生の息子と 2 人で暮らしているが，朝になるまで眠れず，働こうと思っても身体が動かず，気分も沈み，仕事が長続きしないと話した．うつ病の診断基準も満たしていたので，抗うつ薬を投与した時期もあったが効果は乏しかった．経済的にも不安定であったが，生活保護を受給するのは抵抗があるというので，ソーシャルワーカーを交えて一緒に相談し，精神障害者年金を申請することになった．それでも「年金をもらうのも申し訳ない」と述べるため，「精神障害者年金を申請することは重篤な精神状態で長く苦しむ人の当然の権利で，今のあなたには必要であると思う」と伝え，受給が開始された．その後，少しずつではあるが精神的にも安定し，短期間のアルバイトなどもできるようになっていった．

　少しずつ生活が安定してきたある日，自身のトラウマ体験についてどうしてあのとき，話をしてくれたのか教えてくれた．「先生は私が薬をたくさん飲んでしまったとき，叱らなかった．きちんと私の言い分を聞いてくれた．そんなあるとき，うっかり処方箋をなくしてしまったことがあった．『今度こそ叱られる』と落ち込んでいたとき，処方箋を拾って病院まで届けてくれた親切な人がいた．全く知らない人．これまでは私を叱り，私から薬を取り上げる人たちばかりだったけれど．そのとき，話してもよいかな，とふっと思った」と初めて笑顔を見せ，教えてくれた．現在も障害者年金は受給しているが，短時間のアル

バイトを続けながら1か月に一度の受診を継続している.

....

公的支援を受け入れるということ

　人の生活を支える基盤として，人間関係と経済的な安定は大きく，両者に対するアプローチが必要であり，着手しやすいほうから支援を始めることが良いように思う．トラウマを抱える人たちの対人関係は不安定で，そこばかりに注目し，直接アプローチをするとかえってこじれる場合も少なくない．火に油を注ぐ，取り付くしまがない，といった場合になることもある．そのようなときには，まずは何か経済的な支援ができないかと考える．経済的に困窮していくと，生活範囲が狭くなり，家に引きこもりがちな生活になっていくことが少なくない．そのため，さらに人間関係も乏しくなり，孤立しやすい．孤立した生活が続くと，ますます就労など経済的に安定した生活に戻りにくくなるといった悪循環が生じる．そのようなときには，まずは経済的な安定を期待し，何か利用できる公的支援を探すことが求められる．

　障害年金や障害者手帳を申請するとき，その際には患者にそのメリットとデメリットを十分に説明し，納得を得る必要がある．経済的に安定し，さまざまなサービスを受けられる反面，患者が「自分はみんなと違う，もう普通の生活には戻れない，病人として生きていくしかない」という思い込みを強くし，自己評価を下げてしまうことがある．特にトラウマを抱えた人たちは自己評価が低く，被害的に物事をとらえがちである．「公的支援を受けるのは自分のせいではない，病気による生活障害に対してのものである」ということを丁寧に説明し，本人が納得することが大切である．経済的に安定すると，精神的にも安定していくといった場合も少なくない．自戒を込めてのことではあるが，トラウマを抱える人たちに公的支援を導入する際には，どのような治療者が，どのようなタイミングで，どのような態度で，どのような説明をするのか，といったきめ細やかな配慮がこれまで以上に求められるのではないかと感じている．

訪問看護などの支援をなかなか受け入れられない女性

　30 代女性がアルコールと睡眠薬を大量に摂取した後，総合病院からの紹介で当院に入院した．周囲との連絡が途絶え，心配した保健師が訪問したところ，女性が意識のない状態で発見されたという．地域の保健師や福祉事務所のケースワーカー，児童相談所のスタッフなどの多くの支援者が「何とかこの入院を契機に継続した支援ができないか」と期待した．その支援者たちから，女性のこれまでの経過を聞くことができた．以前女性はスナックで働いていたが，現在は生活保護を受給しており，来年から小学生になる娘と一緒に暮らしている．しかし，ここ 1 年間はほとんど寝たきりのような生活であった．心から頼れる家族の存在はなく，家はゴミ屋敷のような状態で，娘が何とか買い物や掃除などをして生活をしていたようであった．娘の一時保護が決まり，その後，今回の行動化に至ったようである．一緒に暮らしている娘の他にもう 2 人，小学生の長男と長女もいるがどちらも施設に入所している．本人に話を聞くと「母と義父に暴力を受けて育った．そのときの記憶が時にフラッシュバックする．子どもには絶対手をあげたくないと思う反面，急に殺したくなる気持ちがこみ上げてくる．感情のコントロールができず，今は何もする気になれない．次女の一時保護が決まり，『またか』と感じた．自分でも情けないと思う」とやけに明るい表情で，さっぱりとした口調でこれまでの苦労をまるで他人事のように話した．

　現在住んでいるアパートには家賃の滞納があり，大家から退去を求められていることもわかったので，本人と福祉事務所と相談し，ソーシャルワーカーと一緒に別のアパートを探すことになった．また，児童相談所のスタッフによると，施設に入所している長男，長女とは 1 年以上会えていないということだったので，本人の希望を聞き，入院中に面会も行った．そのときの女性の表情はとても柔らかく，「会えて良かった」と喜んだ．診察室では「子どもたちを何とか自分で育てたい．そのためにはここで生活の立て直しをしたい」と明るい表情で，これからのことを前向きに話した．しかし実際の病棟での生活の様子を看護師から聞くと，自室にこもりがちで，ほとんど人との交流はなく，声をかけ

ないとお風呂にも入らないということであった．そこで退院に向けて，訪問看護とヘルパーの導入を提案したところ「助かります，よろしくお願いします」と快諾してくれ，退院後のアパートも決まったために退院となった．

　しかし退院後，数回外来に来たものの，その後は通院が途絶えてしまった．保健師やヘルパーが自宅に訪問しても居留守を使い，出てくれないという．ソーシャルワーカーや保健師はそれでも粘り強く，何度も訪問を続けた．あるとき，保健師が奇跡的に本人と会え，そのまま女性を病院に連れてきたことがあった．女性はいつもの明るい口調で話した．「結局，次女は施設に入所してしまった，盗られた．訪問に来てくれる人たちは迷惑ではないですよ．私がドアさえ開ければすぐに会える．でも会ったところで何を相談していいのかわからないし，相談しても返ってくる助言は申し訳がないけれど『その程度か』と感じてしまう．これまで1人で生きてきた．頼った経験がないし，頼りかたがわからない．気を使う．結局は，自分自身の問題じゃないですか？」と早口に話した．私も保健師も一瞬言葉を失った．それでも私は「もしかしたら支援を続ける中で，何か力になれることが出てくるかもしれない．訪問も出たくなければ出なくてもよいので，迷惑でなければ引き続き支援をさせてほしい」とお願いした．女性はしばらく考えていたが「いいですよ，そちらが迷惑でなければ」と述べた．現在，病院には数か月受診しておらず，訪問看護の継続はしているが，会えない状況が続いている．

相談するということや，支援を受け入れるということが難しい

　トラウマを抱える人たちの多くは，人に対する信頼の乏しさや人が近づいてくることへの恐怖や回避，対人関係の不安定さを認めることが多い．周囲は支援が必要だと感じていても，支援を拒否する人も少なくない．過去に人を信用し，相談して良かった経験や，支援を受けて良かったという経験に乏しい．信用しては裏切られ，相談しても取りあってもらえなかったら，支援を受けようという気にならないのは無理もない．そう簡単には，相談ができる人，支えてもらえる人にはなれないと思う．特に家にやって来るといった訪問看護などは

193

なおさらに怖く，物理的にも精神的にも距離が近くなったとき，「また裏切られるのではないか」「どうせ信用しても無駄だ」「見張っている」と彼らは過剰に警戒する．そして「こうしなさい」「それではダメだ」といった支援者の価値観を押し付けるような指示的な支援（自身が被害的に認知している場合が多いが）はうまくいかない場合が多い．また，熱心な支援者ほど訪問したときに何度も何度も空振りが続くと，「本人が求めていないのではないか」「治る気がないのではないか」と対象者に苛立ちや陰性感情を抱き，支援をすることを急にやめてしまうことも少なくない．あるいは近づきすぎて逆に彼らの不信感や被害感を煽り，攻撃され，疲弊することもある．拒否された場合は無理をせず，そのようなときはさらりとした訪問支援，例えば訪問したことを知らせる手紙を置いて帰る，声だけをかけて帰る，家の中にその気配を感じていても時には気づかないふりをして帰る，そっと薬を届けて帰るなどの工夫が必要なのかもしれない．ゆっくりと時間をかけ，ゆっくりと近づき，時にはゆっくりと離れるという，きめ細やかな距離の取りかたが求められるのではないかと思う．切れそうな細い糸でつながっていて，いつか彼らがSOSのサインを出したときにはそれを素早くキャッチし，いつも距離感を考えながら動く，いつかやってくるタイミングを粘り強く待つ，といったイメージである．

　また，支援をしていく中で，自傷行為や他害行為はしてほしくないことをきちんと伝え，約束をするといったことも基本的で，大切なことである．そして，支援者が疲弊しないことも大切で，トラウマを抱える人たちを支える人も，誰かに支えられているという構図が幾重にも重なっていることが必要である．そのためにも同じ医療機関内の仲間や，地域の公的機関，福祉関係者などと協力し，「チームで支援する」ということが大切であると思う．

＊＊＊＊＊＊＊＊＊＊＊＊＊＊＊＊　症例③　＊＊＊＊＊＊＊＊＊＊＊＊＊＊＊＊

作業所で何度もフラッシュバックが起こり，
パニックになっていた男性

　20代の男性．小学校のときに発達障害を指摘され，中学校は特別支援学級を利用していた．

　詳細は不明であるが，小学校，中学校の頃は周囲からひどいいじめを受けていたという．中学時代にパニックを起こし，何度か精神科病院に入院歴もある．中学卒業後は特別支援高校に進学し，その頃から入院するほどの興奮はなくなった．高校を卒業し，両親の期待や周囲の勧めもあり，Ａ型作業所に通所することになった．初めは楽しく通所していたが，次第に「作業がきちんとできていたか」を両親に何度も何度も確認する行為が出現し，両親も疲弊していった．元気に作業所に行くときもあれば，「頭が痛い」と言い，行けないときもあった．そのときは両親が無理矢理車に乗せて作業所に行った．行くことができれば作業はきちんとこなし，帰ってくる．しかし帰ってくると再び確認行為が始まり，それを無視していると大きな声で騒ぎ，怒り，家族への暴力が始まるといった悪循環に陥っていた．前医に相談するたびに薬が増えていったが，一向に改善しないということで当院を受診した．

　本人に作業所での様子を聞くと，少し無理をした表情で「楽しいです！社長さんもとっても優しいし，今度こそ頑張ります！！」と述べた．家族に聞くと「楽しく行けているときもあるのです．実際に手先は器用で，作業は楽しいという．確認や興奮を抑える薬はないですか？暴力が出たら入院しかないですよね！？ここで先生に約束しなさい！」と言い，本人にプレッシャーを与えた．この男性に何が起きているのか診察室の中だけではこれ以上わからなかった．向精神薬についても多剤大量処方になっており，これ以上の増薬は困難であった．その後も朝になると母から連絡があり，電話の向こうで「入院させられる！病院には行きたくない！！」と男性が大声でパニックになっているやり取りが何度も続いた．

　そこで筆者は，実際の作業をしている姿を見せてもらうために，作業療法士とソーシャルワーカーと一緒に作業所に訪問に行った．「先生，来てくれたのですね！」と男性はそのときは笑顔で迎えてくれた．作業中は黙々とこなし，作業療法士は「確かに品物はきれいに完成されていますね」と感心していた．しかし，周囲は慌ただしく，「ちょっと，そこ邪魔！」といった同僚の何気ない発言や態度に男性が終始ビクビクしている印象を筆者は感じた．男性の作業のスピードがずいぶんと遅くなっていたので，「どうしたの？」と声をかけると表情はボーっとしていて，答えは返ってこなかった．そして私たちが帰る頃には男

性は「先生，入院しなくてもいいですよね？」と不安そうな表情で何度も何度も確認した．

　男性や家族，多職種で相談し「思い切って，作業所を変えてみてはどうか」と提案した．ソーシャルワーカーがいくつかの作業所を探してきてくれ，男性が「行ってみたい」と言った作業所があったので，一緒に体験に行った．そこは小ぢんまりとしていて，時間の流れもゆったりとしていて何より男性を気持ちよく迎えてくれた．男性もそこが気に入り，次の日から通い始めた．その後，確認行為は時に出現するが，フラッシュバックも少なくなり現在も通所中である．診察では相変わらず「楽しいです！頑張っています！！」と笑顔で診察室に入ってくるが，それは自然な笑顔で，作業所で作った作品を時に持ってきてくれる．そして診察に合わせて外来作業療法を利用し，体育館でスタッフとバスケットボールを楽しんで帰るまでのゆとりがもてたようである．

訪問がトラウマを理解するヒントを与えてくれることがある

　トラウマ体験は話されないことが多い．特に背景に発達障害をもつ人たちは，感じていることを言葉によってうまく伝えることが困難で，周囲の情報を参考にしながら治療や支援を進めていく場合がある．しかし，家族や学校，職場での情報はとても大切であるが，あくまで彼らの主観を通したそれぞれの情報であり，必ずしも一致しないことも少なくない．

　そのような場合には，彼らの実際の生活を自分たちの目で見て感じ，体感することで主観的な体験を理解すること，すなわち訪問診療が効果的な場合がある．実際の生活を見ることで，本人の変化が必要なケースなのか，あるいは環境を本人に合わせていくアプローチが必要なケースなのかがわかり，治療や支援のしかたが変わってくる．もう少し踏ん張ったほうがよいのか，早急な環境調整が必要なのか，あるいはその両者が少しずつ必要なのかがわかる．筆者は，時には診察室や病院から出て，彼らがどのように地域や社会で暮らしているのかを，決して侵襲的にならない程度に「そっと見てみる」ということも大切なのではないかと感じている．

··· 症例④ ···

就労支援を受けながら安定していった男性

　20 代の男性が当院を受診した．3 歳児健診で発達の遅れを指摘され，小学生のときに自閉スペクトラム症と診断された．小学生の頃から女子にからかわれ，パニックになって窓ガラスを割ったり，中学校では支援学級に進んだが「死んでやる」と言い，階段から飛び降りるような衝動的な行動もあった．自分で探してきた通信制の高校に進学したが，そこでも本人にとってポジティブな体験を得ることはできなかったらしい．その後，再び自身が希望した短期大学に進学した．短大では，就職に向けたグループ討論や模擬面接などの苦手な授業が増え，焦りや，昔のからかわれた記憶が同時にフラッシュバックし，自傷行為や過食が出現し，かかりつけ医から入院を勧められ，当院を受診した．学校からは休学を求められていて，本人も「入院して気持ちをリセットしたい」と言うので短期間の休息入院をしてもらった．男性は障害者手帳を持っており，退院後は短期大学を退学して手帳を利用した就労を考えていると話した．

　数日後，「もう気持ちはリセットできたので，そろそろ退院したい．退院して早く就職活動をしたい」と述べた．これまで人に頼ることや相談をするという経験に乏しく，その結果，精神的にも不安定に陥っている印象を受けたので，「焦る気持ちはわかるけれど，病院にも就労支援プログラムというものがあって，君さえ良ければ入院中にそこのスタッフと会って，これからのことを一緒に相談することができる．実際にプログラムの見学や体験をしてみてはどう？」と提案をした．「いいですけど，僕が嫌だと思ったらいつでも拒否する権利はあるのでしょうね？」と言うので，「もちろん，決めるのは君だよ」と述べた．

　その後，心理士・ソーシャルワーカー・看護師らの就労支援プログラムのスタッフに会ってもらい，本人の特性を知るために心理検査を行ったり，今後はどのような仕事に就きたいかを聞き，プログラムの雰囲気を感じてもらい，実際に参加をしてもらった．数日間の体験が終了したある日，男性は「ここに来るには自転車しか手段がない．遠いし，自転車ではしんどい」と言うので，「参加するのは難しいかな……」と感じていたらその次の瞬間，「原付の免許を取ろう

と思う．免許が取れたら参加をしてみようと思う」と筆者やスタッフを驚かせ，退院していった．その後，本当に原付の免許を取得し，原付バイクでやってきた．雨が降ってもレインコートを着て，真面目に週に 3 回の就労支援プログラムに半年間参加した．プログラムの途中で，参加していた他の患者やスタッフの些細な言葉尻や態度がきっかけで，過去のいじめられた体験がフラッシュバックし，不安定になることもあったが，そのたびに緊急の診察やスタッフの支援で何とか踏ん張ることができた．その後はスタッフと一緒にハローワークや就労移行支援事業所に行き，うまくいかないこともあったが，やがて本人の特性に合った仕事が見つかった．そして休学していた短大は退学し，現在も就労継続している．少しずつではあるが，フラッシュバックも減ってきているようである．

就労支援，そして働くということ

　近年，精神疾患や精神障害を抱えた人たちの就労へのニーズは増えている．精神科の治療や支援は症状や障害の改善だけを目指すものだけではなく，その人の生活や人生が少しでも良いものになることを目指すものである．就労してお金を得るという体験は，経済的な安心感を得るだけではなく，就労することで「自分が社会の中の一員である，何かの，誰かの役に立っている」という自己肯定感を育む．就労支援も精神科治療やケアの大きな柱となる．

　しかし，発達障害をもつ人やトラウマを抱える人たちは自分の気持ちを言葉でうまく説明したり，誰かに相談したりすることがそもそも苦手で，不安や緊張を抱きやすく，安心感に乏しい．そのために独りで行動し，そこで再び傷つき，就労に定着することがなかなか難しいことが多いように感じる．単にハローワークや就労移行支援事業所に行くことを提案しても，行くことすら難しかったり，仮に行けたとしても 1 人ではうまく説明できなかったり，職員との何気ないやり取りに傷つき，時には誤解され，定着せずに再び引きこもってしまうことも少なくない．そういったことを繰り返すうちにさらに自己肯定感が低くなる．そのような場合には，自分を少しでも理解してくれている安心でき

るスタッフが同行し，一緒に相談に行く，一緒に職場を見てみるといった体験
が大切なのではないかと思う．仮にそこで再び傷つくような体験をしたとして
も，リアルタイムで何らかの手当てをしてくれる安全な居場所のようなものが
必要なのではないかと思う．そういう意味では，多職種で行う手厚い個別の就
労支援そのものが，トラウマの治療となる可能性がある．

　しかし，トラウマとなる出来事が過去あるいは現在の職場の中で生じ，「今は
働くこと自体が怖い」と感じているときの就労支援は慎重にならなければいけ
ない．働きたくても働けない状況では決して無理をせず，心身の状態が安定し，
ゆとりが得られるまでは待つということも就労支援を安全に行ううえで重要で
あると思う．

・・・・・・・・・・・・・・・・・・・・・・・・・・・・・・ 症例⑤ ・・・・・・・・・・・・・・・・・・・・・・・・・・・・・・

カウンセリングに期待し，
自らトラウマ体験を話したいと受診した女性

　30代の女性が1人で当院を受診した．身なりは年相応で礼儀正しく，丁寧
な言葉使いであったが，たくさんのリストカットの痕があった．内科から多く
の抗不安薬や鎮痛薬，下剤を処方されていた．「対人関係に困っている．相手と
の距離感がわからない．0か100か，好きか嫌いか，白か黒か．ぐーっと近づ
いてはふっと離れてしまう．彼氏ができると毎日会わないと気が済まず，相手
に断られると『裏切られた』と感じて，別の人を探す．束縛してしまい，借金を
させてしまうこともあった．疲れてみんな私から離れていく．自分でも『おかし
い』と感じる．でもいったんスイッチが入るとそのときは自分でもコントロー
ルができない．後で『ああ，またやってしまった……』と落ち込む．その繰り返
し」と時に苦笑を交えながら話した．そして「少し長くなるが，聞いてほしい」と
述べ，これまでの成育歴などを話してくれた．幼少時から，両親の喧嘩を見て
育った．4歳のときに母は家を出ていき，しばらく女性は施設で生活をした．
その後，父に引き取られ，2人で生活するようになった．しばらくして父は再
婚した．小学校の頃は父の仕事の関係で転校が多く，学校でたびたびいじめら
れた．家では義母に虐待を受け，父と義母との間に子どもが生まれてからは，

さらに義母からの虐待はひどくなった．あるとき，月に一度面会をしていた実母から「家においで」と誘われ，その言葉を信じ，実母の家に避難したが，その家には男性が同居しており，そこでも日常的に暴力と性的虐待を受けた．中学生になり，リストカットをするようになった．高校生のときに，精神科を受診し，境界性パーソナリティ障害と診断されたらしい．その後はアルバイトを転々とし，結婚もしたが，すぐに離婚した．現在は生活保護を受給し，頼りになる人もおらず，独りで生活をしていた．これまでいくつかの精神科クリニック，精神科病院に通院したが長く続かずに中断．何があったのかはわからないが，中には診療拒否をされている医療機関もあると話した．「しんどくなるかもしれないから，一度に全てを話さなくてもいいですよ」と筆者が述べると「私はこうしてこれまでの体験やおかしくなったときの自分を誰かに話すことで，整理することができるのです．ここに通院して，カウンセリングもしてもらいながら治したいと思う．来てもよいですか？」と述べた．「これまでは大変だったようだけれど，将来何かしたいことは？」と聞くと「お母さんになりたい．普通の家族が欲しい．そのときまでにリストカットの跡を治したいので，どこか良い形成外科を知っていますか？」と聞くので，「次の診察までに調べておくよ」と約束した．カウンセリングについても心理士を紹介した．過剰な期待を与えないためにも，通院治療を希望するならば，行動化はしないことを約束し，月に一度の通院治療を開始することになった．

　女性の希望どおり，2回目の診察時からカウンセリングが開始となった．あらかじめ印象や経過を心理士に話しておいたので「初回の面接はあまり長い時間をかけず，お互いに無理をしないほうがよいかもしれない」と筆者は心理士にお願いした．しかし1時間を経過しても2人は心理室から出てこない．筆者や看護師，受付スタッフは心配した．約2時間が経過した頃，面接が終了した．診察室から出てきた心理士に状況を聞くと，「最初の30分くらいは丁寧に，少し緊張しながらもいろいろと話をしてくれていました．しかし次第に攻撃的になって，残りの時間はずっと私への批判でした」と心理士はかなり疲弊した様子で述べた．女性に話を聞くと「なんなのですか，あの心理士は！話を聞くだけなら誰でもできますよ！　私は『こうしたらよい』と具体的な指示をしてほしいのです！　もうここには来ません．意味がない！」と怒り出した．「もと

もと先生も信用してなかった！　薬は効かないし，薬局では待たされるし！」
と今度は攻撃の対象は筆者に移った．そもそも薬は処方していなかったし，筆
者に対して話しているようで，しかしどこか他の誰かに話しているようでも
あった．そして「先生の持っているボールペンだって私が奪って首に刺せば簡
単に死ねるのですよ！　皆，私を馬鹿にしている！　私は命がけで治療を求め
ているのに！」と自傷をほのめかした．初診のときの約束を確認すると「追いつ
められると余計に爆発する！」と言うので「どうしたらよいかな？　私たちも信
用できない，約束は守れない，ここにも来ないとなると……」と言うと女性は
「見捨てるの？」と言った．「そのつもりはないけれど，約束が守れないのであれ
ば難しい．申し訳ない」と謝罪し，あらかじめ調べておいた形成外科の連絡先を
書いたメモを渡した．女性はしばらく考え，小さな声で「わかりました」と述べ，
診察室を静かに出ていった．それ以降，受診はない．

■ トラウマを話すこと，聞くことの副作用について考える

　患者の背景に何らかのトラウマがあることに気づく，あるいは本人がトラウ
マを抱えていると話した場合，その具体的なトラウマ体験を話すかどうかは本
人が決めることであると筆者は考えている．話したくなければ無理に話さなく
てもよいし，話そうと思えば無理のない範囲で話せばよいと思う．話すことで
本人が少しでも楽になるというのであれば，筆者は聞こうと思う．しかしトラ
ウマ体験を話すことは，話しすぎるとあとで苦しくなる場合も少なくない．そ
ういう意味では今回のケースはこちらからブレーキをかけたほうがよかったよ
うに思う．
　そしてもう1つ注意が必要なことは，患者のトラウマ体験は過酷で壮絶な体
験であるので，ついついこちらが聞きすぎてしまう場合がある．熱心な治療者
や支援者ほど「なんて可哀そうなのだ」「ひどい体験だ」という気持ちが強くな
り，患者との距離が近くなり，聞きすぎる（今回のカウンセリングを行った心理
士は決して根掘り葉掘り聞くタイプではなかったのだが）．トラウマ体験やト
ラウマ反応ばかりに注目してしまい，その向こう側にある「実際の生活の中で，

具体的に困っていること」に気づきにくくなる．ささやかではあるが，地道で具体的な生活支援が，トラウマを癒すことも少なくない．

　多くの場合，初診時から患者自らがトラウマ体験を積極的に話すことは少ないように思う．トラウマは安定した信頼関係の上に語られることのほうが多い．医療機関を転々とする中で，トラウマを話すこと，聞いてもらうことがまるでその人の唯一のコミュニケーションの方法，人とのつながりをもてる体験になってしまっていることがある（リストカットなどの自傷行為や解離性障害のように）．その場合は話すことにブレーキをかけることが必要で，自ら無理をして苦しいトラウマ体験を話さなくても，治療者や支援者は離れていかないことを体験することも必要なのではないかと思う．

:·· 症例⑥ ··:

退院直前に，トラウマを話した青年

　17歳の青年．体調不良と吐き気を訴えたため，母親が総合病院に青年を連れて受診したところ，救急医の診察や検査から市販の鎮痛薬を大量服薬していたことがわかった．点滴などの応急処置を終え，当院に紹介となった．青年は髪をブルーに染め，無数のリストカットの跡があった．意識はぼんやりとし，身体的にもまだつらそうだったので，しばらく入院することになった．

　母親からこれまでの経過を聞くことができた．小学生までは，疲れて仕事から帰ってきた両親の肩を揉んでくれるような素直で優しい子どもだった．中学１年生のときに父親に末期がんが見つかり，家族みんなで看病していたが，わずか数週間で死別．その後，母親が抑うつ状態となり，精神科に入退院を繰り返すようになった．高齢の祖父母の援助のもと，何とか高校受験を終えたが，数か月で不登校となった．その後，祖父母も続けて他界した．本人の希望で通信制の学校に編入し，現在は母，中学生の妹２人と四人暮らしである．母親はその後ゆっくりと回復し，仕事に行けるまでになったが，経済的にも精神的もゆとりはなく，生活を何とか維持することで精一杯の状態であった．食事や洗濯なども３人の子どもに任せっきりになっていて，母親は大量服薬のことも「全く気づいてやれなかった」と話した．青年はこれまでも何度か具合が悪くな

り救急搬送されていて，貧血も指摘されていた．瀉血をしていたことがのちに判明したが，母親はそのことにも気づいていなかったようである．母親は「夫が亡くなってからは，全く話をしてくれなくなり，私を避けるようになった．何を考えているのかわからないのです」と途方に暮れていた．母親の言うとおり，診察室の中の青年は表情に乏しく，私の問いに頷いたり「よくわからない」と首を傾げたり，会話は全く広がらなかった．

　診察室での面接に限界を感じていたので，あるとき，「1人でいるときはリラックスできているのであろうか？」とふと思い，青年の病室（個室）をそっと訪ねると，まるで筆者が来ることをすでに察知していたかのようにさっとベッドから起き上がった．音や気配に非常に敏感なのである．そして「今度からは，部屋に来るときは事前に教えてほしい」と珍しく青年から話したので筆者は謝罪し，次回からはあらかじめ訪れる時間を告げ，訪室することを約束した．診察室とは違い，自分の病室のほうが少し緊張は緩むのか，「眠れなくて，嫌な夢を見る」と小さな声で教えてくれた．年齢的にも統合失調症などの可能性は完全には否定できなかったため，少量の抗精神病薬を内服してもらったが効果はなく，私も母親同様に，この青年にどのようなアプローチが良いか迷っていたところ，作業療法士と心理士が「緊張も強いようなので，一緒にゆっくりと病棟の中を散歩することから始めてみましょうか」と提案してくれた．青年は，最初は緊張も強かったようであったが，次第に病棟の外にもスタッフと一緒に散歩に行けるようになった．作業療法士や心理士が「散歩中に植えてある花を見て，少し笑顔が出た」「一緒に図書室に行って，興味のある本を選んで，一緒に並んで読んだ」「みんなで輪になってストレッチができた」「好きな漫画のイラストを描きながら，少し雑談もできるようになった」「今日は体育館で一緒にバドミントンをした」と教えてくれ，そのたびに筆者を驚かせた．

　あるとき，青年の病室で筆者と青年が沈黙の中，固まった状態でいると，青年はふとメモを取り出し，筆者に渡した．そこには「（父が亡くなった）あのとき，自分は何もできなかった．今さら，優しくしてくる母に嫌悪感がある」と書かれていた．私が何か言葉をかけようとしたその矢先に，青年は「そろそろ学校のテストがあるから退院したい」と述べた．筆者は少し悩んだが「もし良かったら，通院のときに，こうして思ったことや感じたことをメモに書いてきて，教

えてくれるかな？　そうすることで何か君を応援することができるかもしれないから．もちろん，しんどいときは書かなくてもいいよ」と伝えた．その数日後，青年は退院していった．通院が途切れたこともあったが，数か月後に再び自ら通院に訪れ，現在は診察の前に外来作業療法に参加し，その後の診察室ではメモを見ながらの診察は続いている．

作業療法が安心と安全を再び体験するきっかけになることがある

　私たちはまず，診察室や面接室の中でその人に何が起こったのか，今何が起きているのかを理解しようとする．もちろんそれは基本的で大切なことではあるが，トラウマを抱えた人たちは心身が緊張状態，警戒態勢にあり，診察室の中だけで理解しようとすると，問い詰めるような診察や，重苦しく悲観的な診察，あるいは表面的で淡々とした診察になることがある．トラウマと直接対決したり，膠着状態に陥ったり，あるいはトラウマ自体をなかったことのようにしてしまう．

　そのような場合，作業療法が私たちや彼らを助けてくれることがある．作業療法はトラウマに直接注目するのではなく，あくまでその人の生活や好きなこと，興味のあることに焦点をあてる．1人の生活をする人として，日常的な作業や生活をしていく中での行動や体験を通して，その人の本来もっていた能力や生活する力を取り戻す，あるいは新たに発見する．作業療法を通じて，人との程よい安心できる距離感や安定した関係を再び体験することができるし，何か物を作るという充実感も得ることができる．「ここにいてもよい」という安心感が生まれる．そこにトラウマが変わらず存在したとしても，その安心感は恐怖と距離がとれる力を育み，それがまた自信につながる．そして何かを作っているときや身体を動かしたあとの，程よい疲労感を感じたとき，精神的にも身体的にも緩んだときに，ふっと言葉が出てくることがある．仮に，そこでトラウマが話題となっても，何かをしながらであれば，あるいは何か介在するものがあれば，トラウマに柔らかくそっと触れることができるのではないかと思う．

------------------------------------ 症例⑦ ------------------------------------

ある夜に，病院の玄関に立ちすくんでいた青年

　15歳の青年が夜間に病院を受診した．「受診をした」という表現が正しいかどうかはわからない．正確には「置いて行かれた」という表現のほうが正しいのかもしれない．青年は泣きながら病院のインターホンを押し，1人で玄関前に立っていた．尋ねると「お父さんに病院に受診をするように言われ，インターホンを押した」と述べた．そこに父親の姿はなく，父の電話番号が記載されたメモのみを青年に渡し，帰ってしまったという．筆者は，事情がうまく把握できずに途方に暮れ，その番号に電話をかけようとしていた矢先に父親が病院に戻ってきたので，話を聞いた．

　青年は小学校までは特に問題はなかったが，中学校でいじめにあってからは抑うつ的になり，中学2年生から不登校となった．近くの精神科クリニックで適応障害と診断され，環境を変えるために中学3年生時に転校をした．しかしそこでもひどいいじめに遭い，再び不登校となった．父もうつ病と診断されてクリニックに通院中で，その日は，青年が父親の薬を過量服薬し，総合病院に救急搬送された．応急処置を終えて帰宅したが，再び青年は縊首をはかり，今回の受診に至った．ここ最近はリストカットなどの自傷行為が次第にエスカレートしてきているために，目が離せずに日中は父親の職場に青年を連れて行き，監視している中での大量服薬で，父親も途方に暮れていた．父親は「どうしていいかわからない．生活するために事業を始めたばかりで，自分の通院もままならず，この子の面倒までみてやる余裕はない……」と非常に疲れた表情で述べた．父親以外に頼れる大人は不在で，「すぐに児童相談所に通告をしたほうがよいのではないか，2人を離したほうがよいのではないか？」という周囲の意見もあったが，悩んだ結果，筆者は青年に入院をしてもらうことにした．

　青年は「教室にいると，いじめられたときのことを思い出し，怖くなり，授業中に急に泣き出してしまったり，急に腹が立ったりする．保健室にいても，いじめた子の声が聞こえた気がして，安心できない．学校には行けない」と話した．同時に，悪夢を見て眠れないことや「普段の父はとても優しい．父には迷惑をかけている」とも述べた．病棟ではニコニコして過ごしていたかと思うと，急

に頭を壁に打ちつけたり，縊首をはかるなどの衝動的な行動がみられた．言葉が少なく，どうしてそのような行動を起こしたかと聞いても「何だか急にイライラした，不安になった」と漠然とした表現でしか語られなかった．筆者は，父親の混乱や青年に対する今回の父親の行動が少し理解できたように感じた．診察場面のみで青年を理解するのは困難であったので，筆者は心理士や作業療法士に相談をした．心理検査の結果では，言葉で表現することは苦手であるが，視覚的な理解や組み立ては得意で，手先も器用であることがわかった．また，作業療法をしながらのほうが会話も弾み，絵を描きながら「家に帰りたい．受験をして高校に行きたい．将来は保育士になりたい」と話した．いくつか高校のパンフレットを取り寄せ，具体的に進学したい高校も決まったが「面接に自信がない，うまく答えることができないかもしれない」と不安を述べた．病棟看護師が「うまくやれるかどうかわからないけれど，私たちでよければ，面接の練習をしましょうか？」と提案をしてくれ，慌ただしい業務の合間に青年と何度か面接のリハーサルをしてくれた．次第に自傷行為も少なくなっていった．しかし，父親は「退院してもまた自殺をはかるかもしれない，受け入れる自信がない」と退院後の不安を何度も述べた．そこでソーシャルワーカーが児童相談所に退院後も継続した支援をお願いし，学校にも進学相談のために連絡をしてくれた．筆者を含めた支援者一同が病棟に集まり，今後の支援や方針について話し合った．ケア会議を終えたとき，父親が「こんなに支えてくれる人たちがいるとは知らなかった」と感謝を述べ，外泊や退院を受け入れてくれた．入院中に病棟から受験に行き，無事高校に合格．その後は外泊を繰り返し，青年は退院していった．現在は数か月に一度，親子2人で生活の報告に受診してくれている．先日，診察後の待合室での様子を外来看護師に尋ねると，「2人はとても仲が良いのですね，いつも並んで座っていて，楽しそうに話をしていますよ」と教えてくれた．

支援者や治療者の支援を考える

トラウマで苦しむ人たちを支えるのは，家族やパートナー，学校や職場関係

者などの日常の身近な支援者であることもあるし，医療や福祉スタッフなどの日常から少し遠い治療者の場合，あるいは両者が少しずつ協力しあっている場合もある．いずれの場合でも安心で，安全な関係の中で，ゆっくりと支援や治療は行われていくことが望ましい．しかし，トラウマで苦しむ人たちは非常に不安定で，支援者も次第にゆとりがなくなり，疲弊し，気がつくと周囲から孤立してしまうことも少なくない．場合によっては，支援者であるはずの人たちも感情的になり，彼らにさらなるトラウマを引き起こしてしまう場合もある．例えば，核家族で地域のサポートも薄く，周囲から孤立したような閉鎖的な空間では，そのようなことが起こりやすい．それは診察室という閉ざされた空間の中でも同様で，熱心な治療者ほど親身になり，距離が近くなりすぎて疲弊し，疲弊すると今度は距離が遠くなりすぎて，彼らを不安定にさせてしまう．全体の状況が見えなくなり，本人や家族，同僚などとも対立してしまう場合もある．

　そのようなときに，支援者や治療者に必要なのは仲間の存在である．1人で支援や治療を行っていくことには限界があるし，苦しいときがある．時には客観的な助言や，親身に相談に乗ってくれる支援者や治療者の仲間が必要で，そのような仲間をどうにか増やしていくことはできないかと考える必要がある．自分を譲ってくれている誰かの存在を後ろに感じることができるとき，初めて彼らに安心と安全を与えることができるようになると思う．それはトラウマで苦しむ人たちと同様で，孤立しないことが大切である．

生活を支援する

　トラウマで苦しむ人たちと出会い，その背景にある現在の生活や人生を見ていると，精神療法以前に考えなければならないことが多くあるように感じる．特定の治療理論や技法に則って，トラウマ症状や過酷な過去をとらえることはもちろん重要なことではあるが，治療や支援の基本原則，すなわち目の前の患者にとって，今，現実的に必要なことや具体的にできることは何かを考えることも大切なように思う．理論や技法の専門分化が進むと，この基本的なことがおざなりにされがちであるが，現実の臨床場面では「患者の病理を見つけて，それを治療する」という発想だけではなかなかうまくいかないことがしばしばあ

る．「Cure できない患者はいても，Care できない患者はいない」[1]や「生活に目を向けることの大切さ」[2]に指摘されているように，「症状よりも生活をみる」ということは非常に大切なことで，トラウマ体験を忘れ，トラウマ症状を消失させることはなかなか難しくても，現在の生活を少しでも良いものにしていくことは可能であることが多い．

　臨床の現場では，日常生活が安定してくると，精神症状（トラウマ反応）も和らぐことも多いように感じる．安心で安全な基盤や人生が，トラウマの勢いをいくらか穏やかなものにする．狭くなった生活範囲を少しずつ広げ，信頼できる人を少しずつ増やすなどの現実的なアプローチはその人を支えるものとなる．具体的で現実的な支援や行動が，人をつなぐことが少なくない．治療や支援は「こんなに苦しい体験をし，今なお，苦しみながら生きている」ということを労うことから始まる．その人のこれまでの生きかたや考えかたを無理に変えようとするのではなく，今，一生懸命に生きている人を応援する．いつも不安や緊張を抱きながらの生活が少しでも楽しみのあるものになるためにはどうしたらよいかを一緒に考える．

　日々の生活の中でトラウマは，多くの患者の中に，いわゆる健常者といわれる人たちの中にも，そして自分たちの中にもあることに気づく．長い人生の中で，程度の差はあるが（あるいは自覚されていない場合もあるが），誰しもが外傷的な心理的ストレスを経験しているように思う．筆者自身が普段から家族や友人，同僚や先輩から支えられているのと同じように，トラウマを抱える人たちについても緩やかな連携やネットワーク，安心できる居場所作りなどが必要であると思う．そして治療者や支援者はなるべく悲観的にならないことも大切で，治療者や支援者も人生を楽しみ，希望をもって生きていることが，トラウマを抱える人たちを支える土台や基盤になると思う．

【引用文献】
 1) 中井久夫，山口直彦：看護のための精神医学　第 2 版．医学書院，2004
 2) 村瀬嘉代子：心理療法家の気づきと想像—生活を視野に入れた心理臨床．金剛出版，2015

【参考文献】
・青木省三：ぼくらの中の「トラウマ」―いたみを癒すということ．筑摩書房，2020
・青木省三：こころの病を診るということ―私の伝えたい精神科診療の基本．医学書院，2017
・青木省三，村上伸治編：大人の発達障害を診るということ．医学書院，2015
・村上伸治：現場から考える精神療法―うつ，統合失調症，そして発達障害．日本評論社，2017
・吉村優作，山下理英子，清水裕摩，鷲田健二，武田俊彦，青木省三：精神科病院で行う就
　労支援の試み「就労支援センター」．臨床精神医学 48：1321-1327，2019
・鷲田健二，青木省三：思春期青年期の不安に対する精神療法的アプローチ．精神療法 45：
　659-664，2019

あとがき |||||||||||||||||||||||||||||||||||||||||||||||||||||||||||||||||||||

　昭和の時代における精神科の主要疾患は，その重要度の順に，①統合失調症，②気分障害，③神経症，であった．平成の時代になると，この順番は変わらないものの，統合失調症の軽症化がいわれ，気分障害では双極スペクトラムなどがいわれるようになった．神経症に至ってはその概念が解体されてバラバラになってしまったものの，個々の疾患はむしろ徐々に大きくなった．そのような混沌の中で，発達障害やトラウマの視点で患者を診る重要性を我々は感じるようになった．そして，これからの令和の時代を予想するなら，これまでは主要疾患に入らなかった，発達障害とトラウマ障害が，精神医学の主役ではないにしろ，重要な脇役に位置するようになる，もしかしたら，主役を脅かす存在になるかもしれない，と感じている．

　精神科を受診する患者の多くが，部分的な灰色の発達障害を伴っていると感じるようになった我々は，2015年に「大人の発達障害を診るということ：診断や対応に迷う症例から考える」という本を出版した．幸いにも好評を得ることができ，翻訳のオファーも舞い込み，中国語版が出版された．

　これまで発達障害の専門家の先生方が頑張ってこられたことで，今日の発達障害の臨床がある．その意義や重要性は言うまでもない．ただ，従来は「発達障害かどうか白黒を付け，診断された人への支援」を頑張ってこられたのに対して，「精神科医療の中には白黒診断では白とされても，灰色の発達障害を伴い，その視点で理解しないと治療や支援に難渋する患者が，実は多数いる．白黒にとらわれず，表面的な疾患の背景にある灰色の発達障害特性に注意する必要があり，それが見えてくると，該当する患者の多さに気づくだけでなく，適切な対応や治療が見えてくる」ことを我々は前著で提示した．

　出版後，灰色発達障害の臨床に忙殺されつつも，我々は第2のテーマに徐々に取り組んだ．発達障害と同様に，「多くの精神疾患の背景に，トラウマの要素が隠れており，それに気づかないと治療に難渋しやすく，それに気づくと，治

211

療や支援が見えてくる」．これが本書の立脚点である．

　精神医学においては，災害や虐待などのテーマをはじめとしてトラウマ障害は既に重要な領域になってきている．そして治療においても，各種のトラウマ専用の治療が開発され，普及し始めている．それは大変良いことであり歓迎すべきである．ただ，「トラウマへの対応とは即ち特殊な専用技法である」とみなされることには違和感がある．主診断はトラウマ障害ではないが，その背景にトラウマが関連するような患者に関して，特にそう感じる．「まずはその人の人生全体を俯瞰して，成育歴や生活歴を教えてもらい，つらかった時期も話そうと思う範囲で話してもらい，そのうえでトラウマ的なものはすぐに解決はできないにしても，当面はそれを抱えながらでも，普段の生活をいかにして安心して安定したものにしていくかを話し合い，支援する」，これがまずは基本ではないだろうか．トラウマ専用の治療も，この基本ができたうえで奏効するのではないだろうか．だが，この基本を専用技法よりも重視した本はまだ見たことがない．これが本書の第2の立脚点である．

　この基本的対応をしたうえで，トラウマ専用技法の治療が必要であったり奏効する例は多いと考えられる．専用技法も重要であるが，本書では扱っていない．それはぜひ専門の文献や研修などで学んで頂きたい．

　「精神疾患の背景にトラウマが潜んでいることは当たり前のこととして気づかれるようになり，適切な配慮と手当てを受けるようになった結果，こじれたり慢性化する精神科患者が減っていったのが令和の時代である」となることを願っている．

　2021年1月

村上伸治

索引

数字・欧文索引

8050 問題　150
ADHD　158
BPSD　81
DV　52
EMDR　30
mECT　113
PTSD　2, 70
　——, 東日本大震災による　155
　—— と複雑性 PTSD　23

和文索引

愛着障害, 発達障害と　24
アディクション　69
アニバーサリー反応　155
アルツハイマー型認知症　79

い

いじめ体験　10
意味付け, 患者への　178
意味付けの修正　182

う・お

うつ病　7, 103
　——, 産後の　75
　——, 非定型　46
嘔吐　120

か

回復, トラウマの　41
解離　14

解離症状　113
過食　120
感覚過敏　20

き

記憶, 患者の　17
希死念慮　109, 139, 164
記念日反応　155
気分障害　7
虐待　61
　——, 親からの　144
　——, 認知症と　79
　—— と妄想　94
逆境体験, 小児期の　24
共依存　162
境界性パーソナリティ障害　51
共感, つらさへの　32

け

幻覚妄想, 主訴　142
幻覚妄想, フラッシュバックと　101
減酒治療　57
幻聴　8
　——, 急性発症の　167

こ

抗うつ薬の副作用　64
公的支援　191
行動変化, トラウマと　12
高齢者虐待　81
孤立した生活　191

さ

再トラウマ化　27
作業療法　204
産後のうつ病　75

し・す

支援者や治療者への支援　206
支援によるトラウマ　29
思考伝播　126
支持的精神療法　124
視線恐怖　4
持続性気分障害　164
自閉スペクトラム症　96, 135
　——, 純粋な　183
死別反応　109
社交不安症　4
社交不安障害　157
修正型電気けいれん療法(mECT)　113
就労支援　197
酒量の増加　56
小児期逆境体験　24
処方薬使用障害とトラウマ　91
新型コロナウイルス感染症とトラウマ　19
心的外傷後ストレス障害　2, 70
心理教育　125, 178
睡眠覚醒リズムの問題　71

せ

生活支援　36
　——, トラウマを抱える人の　188
精神科デイケア　149
精神障害者年金　190
精神症状の背景にあるトラウマ関連症状
　　　　　　　　　　　　　　27
精神療法　30
　——, トラウマへの　172
摂食障害, 非定型な　86

説明, 患者への　178
戦争とトラウマ　19

た・ち

対人緊張・対人不安　147
遅発性パラフレニー　129
注意欠如・多動性障害　158
治癒, トラウマの　41
長時間曝露療法　124
治療者のトラウマ　42
治療によるトラウマ　29

と

統合失調症　8, 98
　——, 治療抵抗性の　139
ドメスティック・バイオレンス　52
トラウマ　2, 24, 172
　——, 治療者の　42
　——, パーソナリティ障害と　82
　——, 引きこもりと　147
　——　と統合失調症　9
　——　となる出来事　21
　——　の隔離　180
　——　の診かた　25
トラウマインフォームドケア　30
トラウマを話すことの副作用　201
トラウマ焦点化認知行動療法　30
トラウマ体験　21
トラウマ反応　21
　——　の経過と予後　37

に

認知症と虐待　79

は

パーソナリティ障害とトラウマ　82
発達障害　49
　——　と愛着障害　24

―― と統合失調症　9
　―― とトラウマ　28
パニック症　6

被害関係妄想　126
被害妄想　9, 98
　――, 急性発症の　167
引きこもり　118
　―― とトラウマ　147
被災体験　152
悲嘆反応　109
非定型うつ病　46
敏感さ, 人の言動への　16

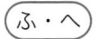

不安症　4
　―― とトラウマ　85
不安への対応　175
複雑性 PTSD　138
　――, PTSD と　23
副作用, 抗うつ薬の　64
副作用, トラウマを話すことの　201
復職デイケア　46
物質使用傷害　58
不眠症　2, 71

―― とトラウマ　85
ブラックアウト　121
フラッシュバック　9
　――, 浮気の目撃　67
　――, 家族からの暴力　65, 141
　――, 出産時の　76
ベンゾジアゼピン系薬剤の使用障害　91

訪問診療　196
暴力, 家族からの　130

妄想　8
　――, 虐待と　94
妄想性障害, 高齢者の　129
物盗られ妄想への対応　81

抑うつ状態　8
　―― への対応　175
予後, トラウマ反応の　37

り・れ

離人症状　113
レジリエンス　178